Parkinson, was nun?

Parkinson, was nun?

Parkinson behandeln, begleiten und vorbeugen
mit Ernährung, Hirntraining und Bewegung

Ein Erfahrungsbericht
von Gisa Habitz

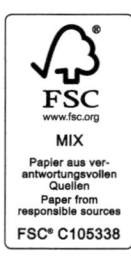

Bibliografische Information der Deutschen Nationalbibliothek:

Die Deutsche Nationalbibliothek verzeichnet diese Publikation in der Deutschen Nationalbibliografie; detaillierte bibliografische Daten sind im Internet über http://dnb.dnb.de abrufbar.

Die Empfehlungen, Vorgehensweisen und Tipps dieses Buches wurden von der Autorin sorgfältig nach bestem Wissen und Gewissen geprüft. Es kann jedoch keinerlei Garantie für etwaige Folgen ausgesprochen werden. Die Haftung für Folgen aller Art ist somit ausgeschlossen.

Lektorat: Dr. Wolfram Eckloff
Korrektorat: Dorothea Eckloff
Umschlag und Satz: Gunnar Habitz
Grafiken: Canva

Verlag: BoD · Books on Demand GmbH, In de Tarpen 42, 22848 Norderstedt, bod@bod.de
Druck: Libri Plureos GmbH, Friedensallee 273, 22763 Hamburg

ISBN: 978-3-7693-2748-9

Für Hermann

Inhalt

Willkommen

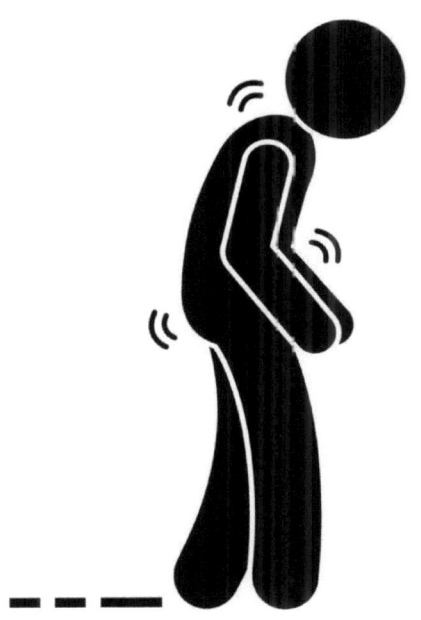

Das Glück deines Lebens
hängt von der Beschaffenheit
deiner Gedanken ab

(Marc Aurel)

Vorwort 1

Dies ist kein Buch für Fachleute und Feiglinge. Es ist ein Buch für Betroffene. Und es spricht die unverstellte Sprache einer Betroffenen, die ihren kranken Mann bis zu seinem Lebensende unter Aufopferung ihrer physischen und seelischen Kräfte begleitet hat.

Dadurch, dass Parkinson als unheilbar gilt und das Wissen über die Auslösung der Krankheit nach wie vor lückenhaft ist, ist die medizinische Diagnose „Parkinson" schockierend und für viele Menschen entmutigend. So war es auch bei Gisa und Hermann. Aber sie machten sich bewusst, dass sie nun wohl eine unbestimmt lange Zeit mit dieser Krankheit leben müssten – und diese Zeit bedeutete auch „Lebenszeit", die es zu gestalten galt. Jammern war nicht ihre Sache, dazu waren beide viel zu lange musischen Hobbys verbunden.

Ihr gemeinsamer Kampf gegen die Krankheit war also eine Doppelaufgabe. Es galt einerseits dem Ernst der Lage entsprechend sich um alle medizinischen und alternativen Möglichkeiten der Behandlung zu kümmern, und dabei trotz massiver Einschränkungen sich die Lebenslust, die Freude an den verbliebenen erfüllenden Tätigkeiten, an den kleinen Dingen und den Humor zu erhalten.

Ich lese mit Demut Gisas Zeilen, in denen nach deprimierenden Ereignissen immer wieder der Mut sichtbar wird, mit dem um jedes Quäntchen Lebensqualität gerungen wurde. Vieles, was dazu hätte nützlich sein können, hat sie erst im Laufe der Zeit und manches auch erst nach dem Tod ihres Mannes erfahren.

Ihr Anliegen, mit diesem Buch an die Öffentlichkeit zu treten, wird befeuert durch die Begeisterung, die das Wissen um die vielen Hilfsmöglichkeiten für ein trotz allem sinnerfülltes Leben mit der Krankheit bei ihr ausgelöst hat. Dabei kommen nicht nur medizinische und physiotherapeutische Maßnahmen zur Sprache.

Sie ermutigt zu einem selbstbewussten Lebensstil, in dem eine gesunde Ernährung und die Hingabe an selbstgewählte Aufgaben ebenso eine Rolle spielen wie die Verbundenheit mit anderen Menschen.

Aber wenn schließlich die Krankheit nicht nur den Körper, sondern auch den Geist zerstört und die Partnerin endgültig allein lässt, ist auch dieses noch zu tragen. Denn der Tod des Partners bedeutet Verlust und Abschied, aber auch Entlastung und Neubeginn.

Möge das Büchlein vielen Menschen in ähnlicher Lage Ermutigung und Trost sein.

Dr. Wolfram Eckloff
Ein Jugendfreund

Vorwort 2

Eine Diagnose – und das Leben ist ein anderes! – Was nun? Angst, Hilflosigkeit und ein Gefühl, als ob jemand den Schalter der Lebensfreude für immer ausgeknipst hat. Parkinson kann eine solche Diagnose sein, die einem (und den Angehörigen) den Boden unter den Füßen wegzieht.

In solchen Zeiten sind Menschen wichtig, die uns begleiten, uns neuen Mut schenken und uns mit praktischen Ideen zur Seite stehen. Natürlich braucht es auch Spezialisten, die uns mit ihrem Fachwissen helfen, aber es braucht auch die Stimmen derer, die aus eigener Erfahrung sprechen. Denn häufig sind es gerade diese Menschen, die durch ihre eigenen Erlebnisse eine besondere Form der praktischen Expertise mitbringen – eine, die durch das Erlebte und Erfahrene geformt ist.

Gisa Habitz ist eine dieser besonderen Menschen. Mit Herzblut und Leidenschaft widmet sie sich dem Thema Parkinson und bietet in diesem Buch nicht nur fachliche Einblicke, sondern auch einen praktischen Ratgeber, der von dem reichen Erfahrungsschatz ihrer eigenen Geschichte geprägt ist.

Dabei richtet sich dieses Buch eben nicht nur an die Parkinson-Betroffenen, sondern auch an all diejenigen, die vorausschauend ihr Leben in die Hand nehmen wollen. Es ist ein Buch, das Mut macht, Hoffnung schenkt und praktische Wege aufzeigt, um trotz der Herausforderungen, die das Leben bereithält, kraftvolle Schritte zurück in die Lebensfreude zu gehen.

Josua Laufer
Geschäftsführer Expertenportal

Einführung

Parkinson ist schon fast in aller Munde. Jeder Mensch kann diese Krankheit bekommen, sie ist unheilbar und klebt an dir wie Pech. Wir leben in einer Zeit mit vielen Umweltbelastungen, mit zu viel Stress, zu wenig Bewegung, auch mit zu viel und falschem Essen.

Dieser Ratgeber wird dir die Augen öffnen, wie du als direkt oder indirekt Betroffener[1] mit all diesen Problemen fertig werden kannst. Sicherlich kann ein Buch die Krankheit nicht heilen – aber doch Wege zu einem würdigen Leben ansprechen.

Mehr als 50 Jahre war ich mit dem besten Ehemann der Welt verheiratet. Im Jahr 2011, etwa zehn Jahre vor seinem Tod, begann seine Krankheit.

Ich habe zu Parkinson nach seinem Tod im Hitzesommer 2021 etliches recherchiert, um diese Krankheit noch besser verstehen zu können. Nach einer Zusatzausbildung bin ich nun als Expertin für Parkinson und zertifizierte Darmtherapeutin unterwegs.

Es ist mittlerweile bekannt, dass der Darm der Schlüssel zur Gesundheit ist, das trifft besonders bei Parkinson und Alzheimer zu.

In diesem kleinen Ratgeber möchte ich aufzeigen, dass es wichtig ist, die Maßnahmen der etablierten Medizin durch Wege der komplementären Heilkunst zu ergänzen, um Lebensqualität und Lebensfreude für ein trotz allem glückliches Leben zu retten.

Auch als Angehörige, Freundin oder Betreuer möchte ich dir vermitteln, was du unternehmen kannst, um deinem Partner zu helfen

---

[1] Um anzudeuten, dass mit dem gewählten Wort immer auch das andere Geschlecht gemeint sein kann, verwende ich mal das eine und mal das andere, um unnötige Wiederholungen zu vermeiden.

oder um nicht selbst in diese Krankheit hineinzurutschen. Gesundheit wird dir nicht geschenkt, du musst dich informieren und oft selber aktiv werden.

Unsere eigene Geschichte habe ich zum besseren Verständnis kursiv geschrieben. Ich lasse dich daran teilnehmen, auch um dir mitzuteilen, dass du dir rechtzeitig Hilfe holen solltest. Allein all die Jahre durchzustehen, überfordert viele Angehörige.

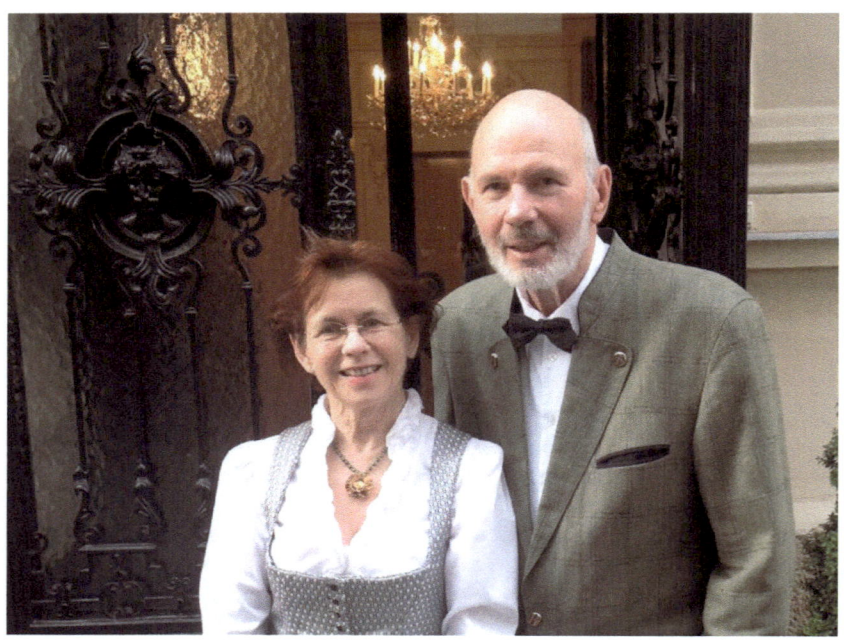

Gemeinsam in Wien zur Goldenen Hochzeit

Gisa Habitz

Die Krankheit verstehen lernen

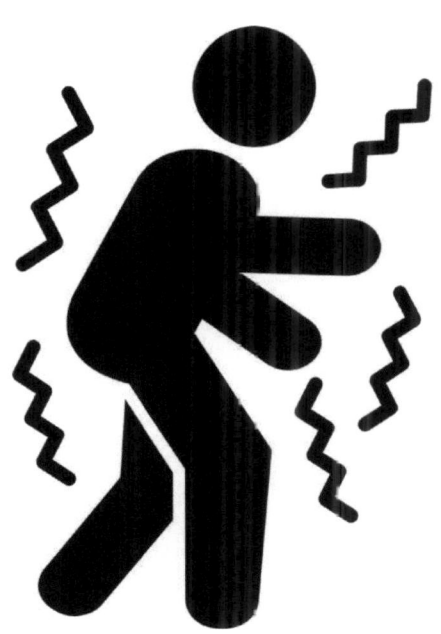

*Und wenn du das Gefühl hast,
dass gerade alles auseinander zu
fallen scheint, bleibe ganz ruhig.
Es sortiert sich nur neu.*

(Quelle unbekannt)

Die persönliche Diagnose

Das war ein heftiger Schlag, der mich förmlich von den Füßen geholt hatte – die Diagnose Parkinson war für mich wie ein Schock.

Irgendwo in meinem Hirn hörte ich den bekannten Satz: „Du kannst dir nicht immer aussuchen, was in deinem Leben passiert, aber du kannst immer entscheiden, wie du damit umgehst."

Bestimmt hatte ich die Bedeutung der Diagnose eher erfasst als mein Mann, der immer noch glaubte, er könne wieder komplett gesund werden. Dabei gab es genügend Vorzeichen, weswegen wir den Rat eines Spezialisten überhaupt erst angefragt hatten.

Aber gab es wirklich Hoffnung für eine Verlangsamung oder Linderung? Oder wenigstens Wege für mehr Lebensqualität und Lebensfreude, um dennoch ein glückliches Leben zu leben?

Hätte ich damals so viel über diese Krankheit, ihre Ursachen und eine viel speziellere Therapie gewusst wie heute, wäre es meinem Mann sicher wesentlich besser gegangen. Er hätte die zehn Jahre zwischen dem Beginn der Krankheit und seinem plötzlichen Tod bestimmt angenehmer verbringen können.

Das dürfte wohl für alle Menschen gelten, die diese Diagnose an einem Punkt ohne Rückkehr gehört haben – und vor allem auch ihr direktes Umfeld.

Ich wende mich mit diesem Büchlein an dich als Betroffenen, aber gleichermaßen auch an Angehörige, Freundinnen oder interessierte Menschen.

Du wirst schnell herausfinden, dass du damit einiges für dich lernen kannst zur Prävention oder auch zur seelischen Stabilisierung.

Für die körperlichen Beeinträchtigungen gibt es durchaus Hilfe. Aber was dein seelisches Leid angeht, hängt fast alles von deiner inneren Einstellung ab. Ob du jetzt unglücklich, wütend oder missmutig wirst, hängt ganz allein von dir ab. Merke dir vor allem: Die Frage nach dem „warum" erübrigt sich einfach.

Kann man irgendwie erkennen, ob man in diese Krankheit hineinrutscht? Ich glaube es nicht, weil wir mit unserer normalen Lebensweise gar nicht darauf vorbereitet sind.

Parkinson kommt schleichend, Schmerzen sind eigentlich nicht vorhanden. Nur wer in sich hineinhört, hat vielleicht das Gefühl, es ist nichts mehr so wie früher.

Wie verlief die Krankheit?

Wie so oft im Leben, fing alles völlig harmlos an. 24 Stunden stehen wir mitten im Leben und bemühen uns, alles auf die Reihe zu bekommen.

Wir schaffen und erschaffen unseren Alltag, vergessen aber allzu oft, dass irgend etwas in uns auf der Strecke bleibt. Wir bemerken es gar nicht, bis plötzlich ein Ereignis eintritt, welches wir noch gar nicht richtig erklären können.

Du wirst langsamer oder stellst fest, gar keinen Geruchssinn mehr zu haben, ohne das mit dieser Krankheit in Verbindung zu bringen. Da ist ein Darmproblem, das einfach nicht weggehen will. Oder du stellst fest, dass du auf einer ebenen Straße kurz vorm Stolpern bist, weil du deine Füße nicht mehr richtig anheben kannst.

Warum ist das alles so?

Da wir uns als erfolgreiche Menschen sehen, wissen wir eigentlich, dass wir täglich neu dazulernen müssen.

Und da fängt das Problem schon an.

Mein Mann und ich führten über 40 Jahre lang einen Betrieb mit thermoplastischer Kunststoffverarbeitung mit viel Energie und Hingabe, um unsere Kunden zufriedenzustellen. Währenddessen war uns die mögliche Gefahr durch die dabei freigesetzten toxischen chemischen Substanzen überhaupt nicht bewusst, die sich offenbar in sein Gehirn geschlichen hatten.

Nach Geschäftsaufgabe 2006 kauften wir uns ein sehr schönes Haus am östlichen Stadtrand Bremens. Wir freuten uns auf eine möglichst gesunde und lange Zeit, passend zu unseren Hobbys. Wir genossen die neue Umgebung mit unserem kleinen Dackel.

Wenn ich noch einige weitere Jahre zurückblicke, erinnere ich mich an eigenartige Beobachtungen, die damals für mich noch keinen Sinn ergaben. Hermann wackelte mit seinen Beinen abends am Fernseher und erklärte mir auf meine Verwunderung, dass es ihm Spaß machen würde. Das hatte er doch sonst nie gemacht. Darauf angesprochen, saß er wieder mit den Beinen ruhig, doch plötzlich ging es wieder los. Das wiederholte sich etliche Abende, immer mit derselben Antwort.

Wie ich später in Erfahrung brachte, beobachten viele Menschen an sich dieses wiederkehrende, nervöse Zappeln, das unter dem geläufigen Begriff der „Unruhigen Beine" (Restless Legs Syndrom, RLS) bekannt ist. Es ist eine Neuropathie wie Parkinson und wird teilweise auch ähnlich therapiert, hat aber mit letzterem offenbar nichts ursächlich zu tun.

Anders verhält es sich mit einer auffälligen Veränderung im Verhalten von Hermanns Armen beim Gehen: Anstatt munter mitzuschwingen, hingen sie schlaff herunter. Dies sowie kürzer werdende Trippelschritte sind Symptome für Parkinson.

Als Opernliebhaber fuhren wir auch gerne in die Theater umliegender Städte. Eines Abends fuhr Hermann allein ins Staatstheater nach Oldenburg, um sich eine Oper anzuschauen. Auf dem Weg zum Parkplatz fiel er der Länge nach auf die Straße und prellte sich Arm und Schulter. Einfach so, denn es gab dort keinen Stolperstein. Wie konnte das passieren?

Die Schmerzen wollten nicht wirklich weggehen, er wollte jedoch nicht zu einem Physiotherapeuten gehen. Als von sich überzeugter „Machertyp" sagte er sich sein Leben lang, er sei stark wie eine Eiche und die hielte schließlich auch viel aus.

Erst später habe ich gelernt, dass Menschen mit angehendem Parkinson die Füße nicht mehr richtig heben können. Es fiel mir auch auf, dass er nicht mehr so flott auf den Beinen war und insgesamt eher alles ganz langsam machte. Er ging meist vornübergebeugt. Ich wusste damals nicht, dass seine Augen weite Winkel nicht mehr korrekt ausmessen konnten.

Heute ist bekannt, dass man bereits zehn Jahre oder sogar noch früher schon viele Symptome für Parkinson diagnostizieren kann.

Ein Jahr nach dem beschriebenen Unfall bat ich Hermanns Hausärztin aufgrund des nun üblichen schleichenden Ganges, ihn sich genauer anzuschauen. Zuvor hatte ich bereits im Internet die Vermutung in Richtung Parkinson gedeutet, auch wenn „Dr. Google" natürlich kein verlässlicher Ratgeber ist.

Die Ärztin war nicht überrascht, als sie ihn sah, und bat uns, einen Neurologen aufzusuchen. Und so kam mit der Diagnose die Gewissheit am Ende einer ganzen Reihe von Untersuchungen: Hermann hatte wirklich Parkinson!

Der Neurologe empfahl, anfangs keine Medikamente einzunehmen, sondern erst einmal mehr Bewegung einzubauen: Tanzen, Golfspielen, ein neues Instrument erlernen, eine neue Sprache. Er sagte, nach neueren Erkenntnissen ist die Gabe von Medikamenten anfangs nicht gut, denn der Kranke sollte erst einmal selbst agieren, um seinen nicht mehr fähigen Geist zu trainieren.

Um die Diagnose abzusichern, gingen wir noch zu einem weiteren Neurologen. Dieser wollte sogleich diverse Medikamente verschreiben, um die Fein- und Grobmotorik wieder richtig einzustellen. Dies überzeugte uns jedoch nicht, so stellten wir unsere Aktivitäten auf viel mehr zusätzliche Bewegungen um.

Hermann stellte sich positiv darauf ein, und so ging es einige Jahre zum Glück auch noch ganz gut, obgleich eine schleichende Verschlechterung nicht zu übersehen war. Er merkte, dass wohl nichts mehr so war wie zuvor.

Da er insgesamt sehr unsicher und langsam in all seinen Bewegungen war, war guter Rat teuer. Auf Anraten des Neurologen sollte er nicht mehr selbst am Steuer sitzen. Das Autofahren aufzugeben war für ihn bis zu seinem Tod ein totales Ärgernis.

Überraschend war für mich, dass er als Beifahrer kein schnelles Tempo mehr vertragen konnte. Bei 110 km/h wurde es plötzlich für ihn sehr unbehaglich, sein Gehirn schaffte keine schnelle Autofahrt mehr. Er wurde immer müder, immer langsamer.

Auf einmal verschlimmerte sich sein Zustand. Eines Abends fragte er mich: „An welchem Tisch wollen wir denn frühstücken?“ Die Frage war merkwürdig, wir waren allein zu Hause. Er beharrte darauf, wir wären zu dritt. Am nächsten Morgen entschuldigte er sich; er hätte geglaubt, meine Mutter sei zu Besuch bei uns gewesen. Meine Mutter war aber schon 20 Jahre tot. Solche und ähnliche Aussprüche wiederholten sich fast täglich.

Ich war sehr traurig, meine Tränen liefen und ich merkte, dass die Krankheit ihn körperlich und geistig voll im Griff hatte. Es war zum Verzweifeln für mich.

In seinem letzten Lebensjahr nahm er das Medikament L-Dopa (die Vorstufe zu Dopamin) in der Hoffnung, ab jetzt wäre alles wieder besser. Als er merkte, dass die Medikamente nicht halfen, war er sehr unglücklich. Die Halluzinationen wurden häufiger, seine Lebensangst vor unsichtbaren Dingen vergrößerte sich täglich, die Krankheit verschlimmerte sich zusehends.

Das Schütteln der Hände wurde intensiver, vor allem, wenn er sich aufregte. Dies geschah immer öfter, weil er mit der Krankheit nicht mehr umgehen konnte. Er hatte sie bis zu seinem plötzlichen Tod im Hitzesommer 2021, einen Monat vor seinem 79. Geburtstag, nicht angenommen.

Wie sich das alles auch auf mich ausgewirkt hat, beschrieb ich in den unterschiedlichen Kapiteln meines Tagebuchs, aus dem ich hier zitiere. Eine der wichtigsten Erkenntnisse war für mich, dass du als Betroffener oder Angehörige unbedingt selber Hilfe benötigst. Allein als Partnerin ist die Begleitung dieser bislang noch unheilbaren Krankheit nicht zu schaffen.

Von meinem Wahlspruch „ich habe alles im Griff" musste ich mich irgendwann verabschieden. Längst hatte mich der Pflegedienst gebeten, meinen Mann ins Pflegeheim zu geben. Allein – ich konnte es nicht. Es war schon schwierig genug für mich, ihn einmal wöchentlich in die Tagespflege zu bringen.

Beim ersten Mal habe ich geweint: ich habe meinen geliebten Mann, der immer so ein toller und starker Mann war, in die Anstalt gebracht, als wenn ich mein Kind dorthin geben würde. Es war für mich extrem schwer. Mir war da nicht bewusst, dass alles noch viel schlimmer werden würde, sowohl für ihn als auch für mich; meine Tränen liefen.

Einige Monate vor seinem Tod war mir alles zu viel mit der Pflege, ich litt sicher auch an Vitalstoffmangel. Keine Nacht konnte ich durchschlafen, aus Angst, mein Mann könnte versuchen aufzustehen und er würde sich verletzen. Er war aber nicht mehr dazu allein in der Lage und er hätte stürzen können.

Es gibt Menschen, die nicht verstehen,
dass der eine Tropfen, der das Fass
zum Überlaufen brachte,
gar nicht der eigentliche Grund ist,
dass man nicht mehr will oder kann,
sondern die unzähligen Tropfen davor.

(Isaak Ötztürk)

Ich habe alles gegeben, ich fühlte mich innerlich leer und ausgepumpt. Ich war nicht mehr wie früher. Nichts ging mehr bei mir. So überkam mich der Gedanke, wie wäre es, wenn ich mich vor den Zug werfe, dann hätte zumindest für mich alles ein Ende. Die vielen Jahre der Pflege hatten mich mürbe gemacht.

Eines Abends bin ich einfach in Richtung Bahndamm losgegangen. Es waren nur 100 m. Dort angekommen, stand ich da, wie zu einer Salzsäule erstarrt, verharrend, und bin dann die Treppe wieder hinuntergegangen, habe mich laut schluchzend hingesetzt.

Es war die Zeit, da dank Corona niemand dem anderen zu Hilfe kam! Ich hätte jetzt eine Schulter zum Anlehnen gebraucht. Es ging ein junges Paar vorüber, aber es kam keine menschliche Hilfe zu mir.

Es überkam mich eine tiefe Trauer: wie konnte es mir passieren, dass ich so etwas dachte? Ich habe zwar einen kranken Mann, aber er war immer so liebevoll trotz seiner schweren Krankheit. Ich habe mich einfach vor mir selbst geschämt. Was wäre aus meinem Mann geworden? Nicht auszudenken!

Ich ging wieder nach Hause, nahm meinen Mann besonders herzlich in den Arm und ließ meinen Tränen freien Lauf. Er hat all das gar nicht mitbekommen. Zum Glück!

Es vergingen weitere Monate. Die Tagespflege öffnete wieder ihre Türen – eine kleine Entlastung für mich. Es war wie immer die gleiche Prozedur, meinen Mann abends vom Sitzen zum Liegen zu bringen. Es war ein körperlicher Kraftakt.

Ebenso habe ich morgens mit viel Schwung versucht, seine Beine auf die Erde zu bringen und seinen Oberkörper senkrecht zu halten. Wir haben beide gelitten, aber dennoch haben wir uns innerlich sehr verbunden gefühlt.

Was ist Parkinson eigentlich?

Morbus Parkinson ist eine der bekanntesten und häufigsten neurologischen Erkrankungen des Gehirns. Betroffen ist dabei das zentrale Nervensystem, welches sämtliche Bewegungen, sowohl äußerlich als auch innerlich, steuert.

Der englische Arzt Dr. James Parkinson hat diese Krankheit, die früher als Schüttellähmung bezeichnet wurde, im Jahre 1817 medizinisch beschrieben. Seitdem trägt sie seinen Namen.[2]

Morbus Parkinson ist gekennzeichnet durch das vornehmliche Absterben der dopaminproduzierenden Nervenzellen in der sogenannten „Schwarzen Substanz" (*Substancia nigra*), einer Struktur im Mittelhirn. Der Mangel am Botenstoff Dopamin führt letztlich zu einer Zunahme von Bewegungsstörungen und zu verlangsamten Bewegungen – bzw. eben auch umgekehrt: manche Bewegungen kann der Körper an Schnelligkeit nicht stoppen, wie das unbewusste Schütteln der Hände.

Da Dopamin auch psychisch anregend wirkt, ist es auch bekannt als „Glückshormon".

Unser Körper kann synthetisches Dopamin nur schlecht vertragen. Deshalb wird mit anderen Mitteln versucht, z.B. mit L-Dopa (einer Vorstufe von Dopamin), dem Körper damit Hilfe anzubieten. Außerdem werden noch diverse unterschiedliche Medikamente verabreicht, auch um die Nebenwirkungen erträglich zu halten.

Die Leitsymptome sind Muskelzittern (Tremor) in Ruhe, insbesondere als rhythmisches Zittern in den Armen, somit unrunde Bewegung beim Laufen, Muskelstarre (Rigor) im Gesicht, als hätte

---

[2] Deutsche Gesellschaft für Parkinson und Bewegungsstörungen (DPG), www.parkinson-gesellschaft.de

man ein Maskengesicht, sowie verlangsamte Bewegungen (Bradykenese), die bis hin zu Bewegungslosigkeit (Akinese) führen können.

Als externe Auslöser von Parkinson werden bestimmte Giftstoffe erwogen, die als Neurotoxine wirken und die Substancia nigra schädigen. Diese wurden in der Regel im Rahmen der Berufstätigkeit oder als Umweltgifte von den Betroffenen aufgenommen.

Die Forschung zu den Ursachen wird fortgesetzt, wobei sich die Wissenschaft mittlerweile sicher ist, dass Umweltbelastungen zu den wichtigsten Auslösern gehören. Dass es auch noch andere Ursachen gibt, erfährst du in den nächsten Kapiteln.

Wenn die Diagnose Parkinson gestellt wird, sind in der Regel bereits mindestens etwa 70 Prozent der Nervenzellen zerstört. Je größer der Mangel an Dopamin, desto stärker sind die Symptome.

Die Krankheit entwickelt sich über viele Jahrzehnte hinweg und fällt nicht plötzlich „vom Himmel", wie viele Menschen glauben. Sie fühlen sich gesund und fit, bis eines Tages die Krankheit ausbricht.

Was nicht so bekannt ist: 50 % des Dopamins werden im Darm des Körpers hergestellt, um im Gehirn „genutzt" zu werden. Ein gesunder Darm ist also einer der Schlüssel für Gesundheit im Alter, nach dem sich jeder sehnt.

In unserer Gesellschaft ist das Darmthema noch ein Tabu. Dabei gibt es so viele Menschen, die mit ihrem Verdauungssystem echte Probleme haben. Meist wird es einfach heruntergespielt. Das sollten wir ändern und den Darm in unser Bewusstsein holen.

Die junge Ärztin Giulia Enders hat mit ihrem Buch „Darm mit Charme"[3] einen Meilenstein an Aufklärung geleistet.

---

[3] Giulia Enders: „Darm mit Charme", Ullstein-Verlag 2014. Das Buch erhielt bereits in seinem Erscheinungsjahr 26 Auflagen.

Das Buch klärt nicht nur auf vom richtigen Sitzen auf dem Klo bis zu den Mikroben im Darm – es ist obendrein auch noch amüsant zu lesen.

In unserer hektischen Zeit glauben wir, keine Zeit zum Essen zu haben. Es wird sich nicht ausreichend Zeit dafür genommen. Kein Wunder, dass neben Kaffee-to-go auch Essen-to-go inzwischen für viele Menschen normal ist. Die Bissen werden nach vielleicht dreimaligem Kauen hinuntergeschluckt – besser gesagt geschlungen. Unser kompliziertes Verdauungssystem kann auf Dauer damit nicht funktionieren.

Das leuchtet den meisten Menschen auch ein, wenn man mit ihnen darüber spricht. Sie ändern aber trotzdem nichts daran! Verstopfung, Durchfall, Magendruck und Blähungen sind alles Zeichen von unverdauter Nahrung. Menschen mit Parkinson sind allein schon deshalb davon betroffen, da die inneren Organe krankheitsbedingt langsam reagieren. Lange bevor die Diagnose steht, hat der Mensch in der Regel bereits Verstopfung.

Die Krankheit Parkinson betrifft zu etwa 60 % Männer und zu 40 % Frauen. Dies könnte damit zusammenhängen, dass Frauen mehr auf ihre Ernährung achten und insgesamt mehr Wert auf ihre Gesundheit legen, sie legen auch mehr Wert auf Wellness, gönnen sich doch etwas mehr Zeit für sich.

Allein in Deutschland sind laut der Deutschen Parkinson-Gesellschaft über 400.000 Menschen von dieser Krankheit betroffen, die Tendenz ist leider steigend. In der Vergangenheit erkrankten mehr ältere Menschen an Parkinson, mittlerweile betrifft es auch jüngere Menschen. In einigen Fällen können bereits ab dem 40. Lebensjahr Symptome auftreten oder sogar noch früher.

Die Zahl der Parkinson-Patienten hat sich weltweit von 2,5 Millionen im Jahr 1990 auf 6,1 Millionen im Jahr 2016 erhöht. Mit etwas mehr als 17.000 Hospitalisierungen im Jahr 2022 und einer Zunahme von 8,6 % gegenüber 2021 hat auch diese Krankheit im Zeitverlauf deutlich zugenommen.

Der Hauptgrund für diese Entwicklung liegt nicht allein im demografischen Wandel, weil die Menschen immer älter werden. Und erbliche Faktoren spielen nach neueren Untersuchungen eher eine untergeordnete Rolle.

In ihrem Buch „Schluss mit Parkinson" fassen vier Neurowissenschaftler die bisher vermuteten und gefundenen Ursachen der Krankheit und was man selbst dagegen tun kann, zusammen.[4] Sie machen insbesondere die seit der Industrialisierung exponentiell zugenommenen neuen chemischen Verbindungen verantwortlich, die in der Industrieproduktion, in der Landwirtschaft und in jedem Haushalt Verwendung finden.

Zu diesem Cocktail naturfremder Substanzen kommt eine ungesunde Ernährung und der Stress des Arbeitens im kapitalistischen Wirtschaftsstil. Dementsprechend bestünde eine echte Ursachenbekämpfung darin, diese Chemikalien auf ein Mindestmaß zu reduzieren und ihnen durch eine pestizidfreie ökologische Landwirtschaft sowie einen angepassten bewussten Lebensstil auszuweichen.

Nach wie vor ist diese Krankheit nicht heilbar. Schulmedizinisch wird versucht, sie vor allem mit Medikamenten scheibchenweise zu verlangsamen. Dass es auch andere Wege gibt, findest du in den weiteren Kapiteln.

In unserer schnelllebigen Zeit ist anhaltende Gesundheit wohl nur recht schwer zu erreichen. Dieses Bewusstsein kommt für die

---

[4] Ray Dorsey, Todd Sherer, Michael Okun, Bastiaan Bloem: „Schluss mit Parkinson: Die verschwiegenen Ursachen der Krankheit – und was Sie selbst tun können!", Narayana Verlag 2021.

meisten Menschen zu spät. Dann gilt es, das Beste aus der Situation zu machen.

Die Diagnose und ihre Wirkung

Wenn du über frühe Anzeichen deiner Krankheit nachdenken möchtest, dann wirst du vermutlich bemerken, dass ein externer Beobachter einige der folgenden Punkte festgestellt haben könnte:

- Störung des Geruchssinns, schon lange Jahre zuvor

- Stimmungsschwankungen, leichte Reizbarkeit

- Verstopfung im Darm

- Störung des Traumschlafs durch atypische starke Bewegungen, nächtliches Sprechen

- Arme pendeln nicht mit, meist zuerst einseitig

- Unrunde Bewegung beim längeren Laufen

- Füße werden beim Gehen nicht richtig angehoben

- Muskelzittern bereits in entspannter Ruhe

- Die Schrift wird kleiner/unleserlicher im Laufe der Zeit

- Muskelstarre – meist noch nicht am Anfang

- Verlangsamte Bewegungen bis hin zur Bewegungslosigkeit

- Haltungsinstabilität, vornüber gebeugter Gang und kleinere Schritte

Zu Beginn der Krankheit versuchst du noch, Signale logisch als eine Ausnahme zu erklären, weil man sonst noch richtig „funktioniert". Es wird also häufig falsch gedeutet.

Für eine Beurteilung dieser Zeichen als sicherere Symptome für Parkinson ist endgültig nur der Arzt zuständig. Heute gibt es bildgebende Verfahren, die dem Neurologen anhand mikroskopischer Bilder die eindeutige Diagnose ermöglichen.[5]

Das Veränderungsmodell nach Kübler-Ross

Vielleicht kennst du das Modell typischer Veränderungskurven. Besonders bekannt ist das Modell von Elisabeth Kübler-Ross[6], in dem sie das emotionale Erleben von Menschen in Veränderungsprozessen in sieben Stufen unterteilt:

Nach dem *Schock*, wie in diesem Fall der Diagnose, folgt die *Leugnung*, eine vehement ablehnende Phase. Hier stellt man oft die Frage, ob die Veränderung tatsächlich eingetreten ist. Und dann, wer eigentlich die Verantwortung dafür trägt! Vielleicht wurde die Diagnose nicht korrekt gestellt? Sollte man einen anderen Spezialisten konsultieren? Sind nicht andere Menschen auch krank geworden?

In dieser Phase wird es eine Weile dauern, bis die einzig richtige Schlussfolgerung gezogen wird: Du bist für dich selbst verantwortlich, nicht ein Arzt oder dein Partner! Es ist ab jetzt ein neues Lebensgefühl, das du dir selbst verschreibst.

Egal in welchem Alter dich diese Krankheit erreicht, ist es nie zu spät, etwas zu ändern. Es ist auch eine Gelegenheit, um ein neues Gesamtbewusstsein zu entwickeln. Das Umfeld wird dir helfen, die

---

[5] https://parkinson-journal.de/diagnose-parkinson-klinisch-oder-biologisch-ein-vortrag-von-prof-dr-med-guenther-hoeglinger-transskript-des-vortrages-einfuehrung-vor-85-jahren-entdeckt (aufgerufen am 11.1.2025)

[6] Elisabeth Kübler-Ross: schweizerisch-amerikanische Psychiaterin und Sterbeforscherin (1926-2004)

nächsten drei Stufen rasch zu durchlaufen: *Trauer, Abschied und Akzeptanz.* Dabei hängt es ganz von deiner Einstellung ab, wie zuversichtlich du diese Aufgabe angehst.

Jeder „Parky" hat sein eigenes Parkinson, denn wie auch bei Rheuma gilt hier das gleiche Prinzip: unterschiedlicher kann eine Krankheit kaum sein.

Jeder Tag im Leben kann alles verändern und dieser Tag beginnt jeden Morgen neu.

Was stört dich nun am meisten? Zu Beginn schwenkt ein Arm nicht mit und hängt stattdessen schlaff herunter. Es kann aber auch ganz anders beginnen.

Davon betroffene Menschen nehmen es anfangs oft gar nicht wahr. Freunde oder Angehörige sehen es vielleicht, aber nicht jeder wird es gleich bemerken, vielleicht um dem Betroffenen nicht weh zu tun oder einfach aus Unwissenheit. Das ist leider eine ungewollte falsche Reaktion des Umfelds, weil zu viel Zeit verstreicht, bevor eine Diagnose gestellt werden kann.

Noch viel früher tritt oft das Problem auf, dass derjenige nicht mehr riechen kann. Wie eingangs bereits erwähnt, spielt auch der Darm eine Rolle. Wissenschaftler haben längst festgestellt, dass die Darmflora tatsächlich einen großen Einfluss auf die Gesundheit hat. Auch das wird von den meisten Menschen nicht wahrgenommen oder einfach verdrängt.

Die Menschen konsumieren daher zu oft Medikamente zum Abführen in Eigenregie, und schon scheint alles wieder in Ordnung zu sein – von wegen!

Auch Medikamente, ganz besonders Antibiotika, schädigen den Darm. Dabei wird im gesunden Darm ein Teil des Dopamins gebildet, damit es im Gehirn genutzt werden kann. Das gesunde Mikrobiom ist der Schlüssel zu mehr Gesundheit, besonders auch im Gehirn. Wer mehr darüber erfahren möchte, findet auf YouTube den Darmspezialisten Dr. Ulrich Selz[7], der diese Thematik anschaulich erklärt.

Sinnvoll wäre es, nach der Parkinson-Diagnose eine Darmanalyse durchzuführen. Etliche Ärzte lehnen sie ab, schließlich sind dies zusätzliche Arbeiten, auf die sie sich aus Zeitmangel oder Abrechnungsproblemen nicht so gerne einlassen können oder mögen.

Aber da der Darm eine so wichtige Rolle spielt, solltest du deinen Arzt dennoch darum bitten. Eine Stuhlprobe gibt Aufschluss, wie dein Darm zu diesem Zeitpunkt gerade beschaffen ist.

Man erfährt, ob es einen Befall von Würmern, Hefepilzen oder pathogenen Einzellern gibt oder sogar, ob die Bakterienzusammensetzung falsch oder förderlich ist.

Nach diesem Befund lassen sich sicher schon einige Probleme lösen. Besprich die Diagnose mit deinem Arzt und teile bitte dein Wissen mit deinem Partner oder deiner Betreuerin. Zusammen könnt ihr besser herausfinden, was für dich gut sein wird und wo du etwas ändern kannst.

Du magst vielleicht denken, dass du angesichts dieser Diagnose zunächst den Kontakt mit anderen meiden möchtest, weil du in deinen Augen nicht mehr du selbst bist. Das Gegenteil ist jedoch der Fall: Bitte informiere dein Umfeld umgehend!

---

[7] Dr. med. Ulrich Selz: deutscher Arzt und Darmspezialist, Autor und Kursleiter, www.doktorselz.de

Es ist sehr wichtig, dass du von Anfang an deinen Zustand erklärst. So können andere Menschen jetzt oder in späteren Stadien der Krankheit nicht auf die Idee kommen zu fragen: „*Was ist los? Warum torkelst du so merkwürdig? War das vielleicht ein Glas Wein zu viel oder sind Drogen im Spiel?*"

In späteren Phasen wird es dir schwerer fallen, diesen Satz auszusprechen.

Bitte sage deinen Angehörigen, Freunden und Kollegen, am besten mit einem Lachen in der Stimme (auch wenn dir nicht zum Lachen zumute ist): „*Ihr Lieben, ich bin jetzt ZWEI: einmal ich und das zweite Mal mein Begleiter Parkinson. Der macht manchmal, was er will, und ich kann nichts dagegen tun*".

Das macht dich sympathisch und du kommst viel besser mit dieser Einstellung durch die bereits eingetretenen und folgenden Schwierigkeiten, die mit dieser Krankheit zusammenhängen.

Vor allem empfehle ich dir, deine Selbstwahrnehmung zu ändern: Du bist nicht selbst diese Krankheit. Sie ist zwar da, aber du stellst dich über sie und gehst deinen eigenen Weg. Jetzt ist Eigenverantwortung gefragt. Dazu erkläre ich in einem anderen Kapitel mehr.

Du allein entscheidest, ob du wütend darüber bist, diese Krankheit zu haben, oder ob du dir sagst: „*Ich habe zwar diese Krankheit, aber ich mache das Beste daraus. Ich will schließlich dennoch ein glückliches und zufriedenes Leben führen. Und das geht eben auch mit Parkinson, halt nur etwas anders.*"

Sage dir innerlich anstatt „*Ich muss es ertragen*" eher „*Ich trage es nicht nur mit Fassung, sondern wer weiß, was ich noch alles Großartiges erleben kann. Vielleicht bekomme ich durch diese Krankheit noch ungeahnte Einsichten in mein Leben.*"

Parkinson und Demenz

Parkinson geht auch oft mit Demenz zusammen – oder nennen wir es anfangs eher nur Irritationen oder Verwirrungszustände.

Die Probleme nahmen täglich zu. Ganze Sätze musste ich für meinen Mann mehrfach wiederholen. Da wurde es schwierig für mich: musste ich lauter sprechen oder nur langsamer? Vielleicht auch deutlicher? War ich zu laut, war er ärgerlich mit mir, was ich verstehen konnte.

Er berichtete, dass sein ganzer Körper schmerzte, aber er konnte seinen Schmerz nicht lokalisieren. Immer wieder hatte er Halluzinationen. Er sah Tiere oder Menschen, sprach mit ihnen und wunderte sich, dass sie nicht antworteten.

Manchmal riss er angstvoll die Augen weit auf nach seinem Mittagschlaf. Er war nicht mehr wie früher. Ich wollte aber nicht mehr mit ihm in die Selbsthilfegruppe gehen, dann hätte ich die Sorgen der anderen Menschen noch mittragen müssen. Dazu fehlte mir einfach die Kraft. Ich fühlte mich hilflos.

Merkwürdig für mich war, dass er ständig Angst hatte vor Situationen, zu denen ich aber keinen Zugang hatte. Er sagte eines Abends zu mir, ich möge bitte ganz leise sein, die Menschen um uns könnten unser Gespräch verfolgen. In seinem Geist waren wir in einer öffentlichen Veranstaltung. Obgleich ich ihm sagte, wir würden doch gemütlich im Wohnzimmer zusammensitzen, konnte er meinen Worten nicht folgen. Es war schwer auszuhalten für mich. Solche Situationen kamen immer wieder vor, jedes Mal in einer anderen Form. Es tat mir im Innern sehr weh.

Wie wird Parkinson behandelt?

In der Regel beschränkt sich die ärztliche Heilkunst auf die Behandlung der Symptome, da die unmittelbaren Ursachen im Gehirn nicht leicht zu behandeln sind. Mit dem Fortschreiten der Krankheit werden oft mehrere Medikamente kombiniert. Leider treten häufig Wirkungsschwankungen auf, weshalb es notwendig sein kann, die Medikation zu ändern.

Die Nebenwirkungen verscheibungspflichtiger pharmazeutischer Präparate sind nicht immer leicht zu ertragen, daher wird nach neuen Behandlungsmethoden gesucht. Diese stehen in verschiedenen Abstufungen zur Verfügung, manchmal in Verbindung mit komplementärer Medizin.

Häufig empfehlen Neurologen, sofort mit Dopa-Medikamenten zu beginnen, um das Dopamin in kleinen Schritten wieder aufzufüllen. Andere, wie der Neurologe meines Mannes, raten vor Beginn einer medikamentösen Therapie, verstärkt auf nicht nur mehr, sondern auch auf *neue* Bewegung zu setzen. Mein Mann hatte das große Glück, einem Neurologen zu begegnen, der sich mit den moderneren Gedanken zu dieser Krankheit sehr gut auskannte.

Auch eine Anpassung der Ernährung wird empfohlen, wobei die Mittelmeerkost mit viel Gemüse, Obst und Fisch gehaltvoller und gesünder ist als die typisch westliche Ernährung mit viel Fleisch. Ich gehe in einem anderen Kapitel näher darauf ein.

Wenn der Neurologe und/oder der behandelnde Arzt offen für neue Ansätze ist, kann dies die Bewältigung der Krankheit erheblich erleichtern.

Heilpraktiker können zusätzliche Ratschläge geben, die den Ärzten möglicherweise nicht bekannt sind, da sie diese Ansätze während ihres Studiums normalerweise nicht erlernen, es sei denn, sie bilden sich in Naturheilkunde weiter.

Ein neues Produkt gibt Hoffnung

Anstelle L-Dopa als synthetisches chemisches Produkt einzunehmen, um die kognitiven Bewegungsmöglichkeiten zu verbessern, hilft auch das wissenschaftlich erprobte Mittel AtremoPlus.[8] Es ist ein neues Produkt aus reinen Natursubstanzen, das wie L-Dopa wirkt, aber eben auf natürlicher Basis und ohne unerwünschte Nebenwirkungen.

Es geht hier um die ganz normale Ackerbohne (*Vicia faba*). Für dieses Produkt werden jedoch nicht die Bohnen verwendet, sondern andere Teile der Pflanze, die mehr L-Dopa enthalten als die Bohnenkerne, die üblicherweise geerntet und verwendet werden.

Die Bohnen-Pflanze enthält natürliches Carbio-Dopa mit Inhibitor-Funktion. Diese ermöglicht es, das L-Dopa länger durch die Blut-Hirn-Schranke zu bringen, damit es tatsächlich auch im Gehirn in den dopaminergen Neuronen zur dortigen Umwandlung ankommt. In Studien von 2024 konnte nachgewiesen werden, dass sich auch epigenetische Vorgänge natürlich verbessern können.

Die natürlichen Aktivstoffe der Bohne fördern eine gleichzeitige Verbesserung in vielen Bereichen wie z.B. Schmerzlinderung, besserer und erholsamer Schlaf, weniger Steifheit, Wiederaufnahme von Aktivitäten, bessere Feinmotorik, aber auch eine positivere Lebenseinstellung, mehr Lebenskraft sowie kognitive Verbesserungen, die sicherlich auch mit einer Steigerung des Noradrenalin-Spiegels in Verbindung stehen.

Neurologen werfen Naturprodukten oft vor, dass sie nicht dosierbar seien. Bei AtremoPlus ist das nicht der Fall, da dieses Produkt auf 21,5 mg/g an L-Dopa standardisiert wird. Zudem ist ein Dosierlöffelchen im Paket mitgeliefert, der das Pulver gut und sicher dosierbar macht. Es sind somit keine Kapseln zu schlucken, denn mit dem Schlucken tun sich die Menschen mit Parkinson vor allem in späteren Stadien recht schwer.

---

[8] AtremoPlus: Premium-Nachrungsergänzungsmittel mit Pflanzenstoffen aus 100% natürlicher Herkunft, www.atremoplus.com/de

Die Ackerbohne ist schon seit ca. 7000 Jahren domestiziert, so konnten sich der menschliche Körper und sein Immunsystem gut an diese Pflanze gewöhnen. AtremoPlus wurde vorklinisch und klinisch getestet und erzielte sehr gute Ergebnisse.

Unter anderem enthält AtremoPlus auch eine Vielzahl an Spurenelementen (Mineralien), Vitamine, Flavonoide, Carotinoide, Polyphenole, Aminosäuren sowie auch Omega-3-Säuren, die vor allem dafür bekannt sind, oxidativen Stress und chronische Entzündungen zu lindern. Dies führt zu einem spezifischen Schutz der dopaminergen Zellen und einem verringerten Zelltod.

Eine weitere pflanzliche Alternative

Auch eine weitere Pflanze rückt immer mehr ins Bewusstsein. Es ist eine weitere Bohne. Seit längerer Zeit wird sie von Heilpraktikern verordnet. Es geht um die Juckbohne (Mucuna pruriens).[9]

Ursprünglich stammt die Juckbohne, die wie alle Bohnen zu der Pflanzenfamilie der Schmetterlingsblütler (Fabaceae) gehört, aus Ostindien und Südchina. Diese Bohnenart wächst heute in Asien, Afrika und in der Karibik.

Zum Schutz ihrer Bohnenkerne im Innern der Schote sorgt die Pflanze bei Angreifern für starken Juckreiz, weswegen sie den Namen Juckbohne trägt.

Aus den Bohnenkernen lassen sich medizinisch hochwertige Produkte herstellen. Die Einnahme dieser Bohne wirkt sich sehr stark auf das Gehirn aus. So ist die Wissenschaft darauf gekommen,

---

[9] Mucuna Pruriens: Info auf der Ayurveda-Website „Mit Phytaminen heilen", www.mit-phytaminen-heilen.com

sie z.B. auch zur Behandlung der „Unruhigen Beine", dem „Restless-Legs-Syndrom" (RLS), einer Neuropathie wie Parkinson, einzusetzen.[10]

Ärzte verschreiben diese Bohneneinnahme eher nicht. Häufig kannst du sie bei Heilpraktikern erhalten, ansonsten findest du im Internet geeignete Bezugsquellen.

Du weißt also inzwischen, dass bei Menschen mit Parkinson nicht genügend Dopamin im Gehirn vorhanden ist, deshalb können die Gehirnnerven über ihre Synapsen nicht miteinander kommunizieren. Es werden ungewollte Bewegungen ausgelöst, z.B. der Tremor, das Wackeln der Hände, meist im Ruhezustand, aber gewollte Bewegungen können nicht ausgeführt werden. Genau das Gegenteil ist das „Freezing", also das komplette Einfrieren der Beine.

Meinem Mann ist dieses „Freezing" zweimal – zum Glück erst sehr spät – urplötzlich passiert. Wie sich das ändern lässt, habe ich gleich zu Beginn der Krankheit vom Pflegedienst erfahren.

Auf einer normalen Ebene ist es nicht so schwer: ich animiere meinen Partner, über einen vor ihm liegenden Stock zu gehen.

Der Kranke muss diesen Stock also sehen und bewusst darübersteigen. Ich hatte beim Spazierengehen immer einen kleinen Stock dabei, um ihm im Fall X diese Hilfe geben zu können.

Das sind zwar gute Anleitungen, aber was passiert auf einer Treppe? Da ging leider nichts. Mein Mann stand mitten auf der Treppe wie angewurzelt, und es ging weder vor noch zurück. Ich habe den Notruf über meinen Alarmknopf ausgelöst. Der passende Notfall-Mitarbeiter kam auch, schimpfte aber

---

[10] L-Dopa: aus den Bohnen Vicia faba und Mucuna pruriens als Wirkstoff gegen Morbus Parkinson www.karger.com/szg/article/22/5/292/298288/L-Dopa-aus-den-Bohnen-Vicia-faba-und-Mucuna (aufgerufen am 11.1.2025)

mit mir, er sei dafür nicht zuständig und ich hätte die Feuerwehr anrufen müssen. Ich war ziemlich geschockt. Wir haben für diesen Notfall-Dienst monatlich gutes Geld gezahlt – und dann sowas!

Ein paar Tage später ist es noch einmal passiert. Der entsprechende Mitarbeiter war ärgerlich und sagte, er könne Hermann nicht helfen. Mein Mann, der immer sehr höflich war, fragte von oben herab, ob er nun oben stehen bleiben müsse. Die Sache mit der Feuerwehr fanden wir nicht gut. Nach tiefem Durchatmen ging es mit der fremden Hilfe dann Stück für Stück nach unten. Der Mann war auch noch der Chef dieses Unternehmens. Er hielt meinen Mann unter den Armen und ich habe jeden Fuß einzeln bewegen müssen. Das war harte Arbeit für jeden von uns.

Tiefe Hirnstimulation

Je nach Alter des Patienten ist auch die Tiefe Hirnstimulation (THS) möglich.[11] Dabei werden operativ zwei Elektroden ins Gehirn eingepflanzt, damit die neuronalen Verbindungen durch elektrische Reizung wieder hergestellt werden können.

Sie geben schwache, kurze Impulse ab und stimulieren so gezielt und stetig die jeweiligen Hirnareale. Dafür sind sie über Kabel, die unter der Haut verlaufen, an einen Schrittmacher im Brustraum angeschlossen, über den eine Vielzahl unterschiedlicher Stimulationsparameter angestellt und individuell an die Symptomatik der Parkinson Erkrankten angepasst werden können. Diese Erleichterung hält sicher unterschiedlich lange an, im besten Falle viele Jahre.

Die THS ist kein Heilmittel, aber die Stimulation kann durchaus dazu beitragen, viele der alltäglichen Symptome zu bekämpfen. Wahrscheinlich müssen deshalb nicht so viele Medikamente eingenommen werden.

---

[11] Tiefe Hirnstimulation (THS): www.tiefehirnstimulation-info.de

Leider kann die THS nicht allen Patienten helfen. Die Operation ist ein Wagnis und muss zuvor sehr genau mit den Ärzten abgewogen werden.

Eine Dame aus meinem Umfeld war noch nicht alt, deshalb hatte sie der Operation zugestimmt. Doch das Ergebnis war, dass das Sprachzentrum gestört wurde und die Frau von Stund an nicht mehr sprechen konnte. Das sind sicherlich Einzelfälle.

Blutwäsche

Für chronische Krankheiten wie Parkinson gibt es in speziellen Fachkliniken die Blutwäsche (INUSpherese®).[12] Das ist eine Methode zur Blutreinigung. Auf der einen Seite wird Blut abgenommen, wo es durch spezielle Filter fließt, wo bestimmte und bekannte Schadstoffe entfernt werden, und es fließt auf der anderen Seite wieder in den Körper zurück.

Schon nach der ersten Inuspherese werden die Krankheitsverursacher deutlich reduziert und durch Wiederholungen auch komplett eliminiert. In Köln arbeitet Dr. Thomas Kraft mit dieser Methode. Nimm einfach Kontakt zu ihm auf und lass dich beraten.[13]

Physikalische Gefäßtherapie

„Aktiv und unbeschwert leben" – geht das nun auch mit Parkinson? Offenbar schon, und zwar mit Hilfe der BEMER Therapie.[14]

---

[12] INUSpherese®: Blutwäsche der ganzheitlichen Umweltmedizin, www.inus.health

[13] Dr. Thomas Kraft: deutscher Chefarzt und Mediziner, Autor und Experte der INUSpherese®-Therapie, www.drkraft-vital.de

[14] BEMER: Medizintechnikunternehmen aus Liechtenstein, www.bemergroup.com

BEMER ist eine physikalische Gefäßtherapie, die auch die Hirndurchblutung verbessern kann. Die Verstärkung der Mikrozirkulation unterstützt den Körper bei seiner Aufgabe, das Blut genau dorthin zu bringen, wo es gebraucht wird. Es ist kein Hokuspokus, sondern ganz einfach Physik.

Die kleinen und die allerkleinsten Haargefäße, 95-98 % unseres gesamten Blutkreislaufsystems, sind entscheidend für die Versorgung der Zellen im Gewebe. Der Wirkmechanismus dieser physikalischen Gefäßtherapie wurde in zahlreichen Studien wissenschaftlich untersucht. Das Ergebnis: Dadurch kann der Prozess der Zellversorgung mit Nährstoffen und Sauerstoff sowie der Abtransport von Stoffwechselprodukten unterstützt werden. Entscheidend ist, dass dadurch mehr Sauerstoff ins Gewebe gebracht wird. Ohne Sauerstoff können wir nun mal nicht leben.

Zur Verbesserung der Lebensqualität ist die BEMER Therapie sehr gut geeignet, sie lässt sich zuhause durchführen, ist schmerzfrei und bequem in der Anwendung. Wenn du mehr darüber wissen möchtest, kontaktiere mich bitte direkt. Du bekommst dann mehr Infos darüber. Ich freue mich auf einen Kontakt mit dir.

Wie du siehst, gibt es viele Möglichkeiten, wie sich die Krankheit behandeln lässt. Es ist sicherlich ratsam, die konventionelle Medizin mit komplementären medizinischen Ansätzen zu kombinieren.

Zusammenfassung

Dieses sind die wichtigsten Punkte vom ersten Teil dieses Buches:

Morbus Parkinson ist eine neurodegenerative Erkrankung des zentralen Nervensystems, die durch das Absterben dopamin-produzierender Nervenzellen in der Substantia nigra gekennzeichnet ist, was zu Bewegungsstörungen und vielen anderen unangenehmen Begleiterscheinungen führt. Als auslösende Ursachen werden vor allem Umweltgifte und ein ungesunder Lebensstil diskutiert.

Zu den Hauptsymptomen von Parkinson gehören Muskelzittern (Tremor), Muskelsteifheit (Rigor), verlangsamte Bewegungen (Bradykinese) und Haltungsinstabilität, wobei es häufig erst diagnostiziert wird, wenn bereits etwa 70 % der verantwortlichen Nervenzellen zerstört sind.

Die Behandlung von Parkinson konzentriert sich in der Regel auf die Linderung der genannten Symptome durch Medikamente wie künstliches und pflanzliches L-Dopa, alternative Therapiemethoden und innovative Ansätze wie die Tiefe Hirnstimulation und physikalische Gefäßtherapie.

Bewusst Leben

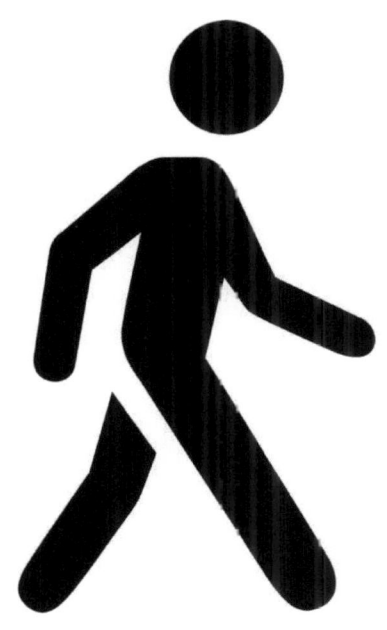

Die Verantwortung liegt bei uns selbst,
Gesundheit gehört in die eigene Hand

(Quelle unbekannt)

Was du jetzt als erstes tun kannst

Wenn bei dir oder bei deinem Partner wie bei meinem Mann die Diagnose „Parkinson" bestätigt wird, verfalle bitte nicht gleich in Panik, auch wenn diese Krankheit noch nicht heilbar ist.

Es gibt durchaus Hilfe, und jeder Tag, den du erlebst, hat sicherlich viele schöne Dinge zu bieten. Versuche deine Gedanken auf eine neue Schiene zu bringen.

Stell dir einfach vor, dass du jetzt einen inneren Begleiter hast, der dir manchmal etwas mitteilt, was du vielleicht nicht hören möchtest. Sei dennoch nett zu ihm, denn das bist ja du selbst.

Du kannst ihm auch einen Namen geben. Einige Menschen nennen ihn „Sir James". Diese Personifizierung kann förderlich sein, denn sie erinnert dich automatisch daran, dass du achtsam mit dir und deinem inneren Begleiter umgehen möchtest.

Sehr oft benötigt er mehr Ruhe. Lass den Stress dann einfach los, auch wenn das für dich neu und ungewohnt ist, sicher auch oftmals schwer durchsetzbar scheint.

In den ersten Jahren der Krankheit ist alles noch leichter zu bewältigen. In der Sprache der Mediziner wird dieser Zeitraum als „Honeymoon" bezeichnet und dauert meist etwa fünf Jahre.

Da nun alles für Dich neu ist, versuche kleine Hilfen unbedingt auszuprobieren und so lange wie möglich durchzuhalten, vielleicht sogar bis ans Lebensende. Dein Parkinson wird dich (erfahrungsgemäß) nicht wirklich verlassen.

Beginne zunächst deinen Alltag zu reformieren – dein Essen und Trinken, dann deine täglichen Aufgaben und die Zeiten dazwischen. In dieser Reihenfolge wollen wir beginnen.

Aufräumen im Körper – Entgiftung tut not

Da bei der Entstehung von Parkinson Umweltgifte eine Rolle spielen können, beginne nach der Diagnose am besten mit einer Entgiftungs- oder Detox-Therapie, um Schwer- und Leichtmetalle auszuleiten.

Die Reinigung des Gehirns ist die Nr. 1 für dich; es ist die Basis, um die Krankheit Parkinson in den Griff zu bekommen. Alle Gifte müssen aus dem Körper ausgeschieden werden.

Hier kann ich dir auch den bereits erwähnten Dr. Ulrich Selz empfehlen. Er hat eine entsprechende Methode dazu entwickelt und vielfach erprobt.[15] Eine sinnvolle Darmanalyse hatte ich bereits in den vorderen Seiten beschrieben.

Eine weitere Aufgabe könnte für dich darin bestehen, dich um sauberes Trinkwasser zu kümmern. Zwar wird immer wieder behauptet, dass in Deutschland, Österreich und der Schweiz unser Wasser aus dem Wasserhahn relativ gut geprüft ist.

Mittlerweile scheint es aber doch regional nicht ganz so gut zu sein, denn Pflanzenschutzmittel und auch Rückstände von Medikamenten aus der Tiermedizin werden nicht routinemäßig miterfasst.

Wenn es für deine Region Hinweise für derartige Verschmutzungen gibt, solltest du dir vielleicht eine Umkehr-Osmose-Anlage anschaffen oder du trinkst Mineralwasser aus Wasserflaschen – aber bitte keine Plastikflaschen, denn die enthalten vielleicht giftige Weichmacher.

---

[15] Dr. Ulrich Selz, kostenloses E-Book „Schwermetalle ausleiten wie die Spezialisten", www.doktorselz.de/schwermetallentgiftung-und-ausleitung

Dein täglich Brot – Der Einfluss unserer Ernährung

Leider hat sich unser an die kapitalistische Arbeitswelt angepasster Ernährungsstil, der oft von verarbeiteten Lebensmitteln, übermäßigem Fleischkonsum und Pestizid-belastetem Obst und Gemüse geprägt ist, nachweislich negativ auf die Gesundheit ausgewirkt.

Wichtig bei Parkinson ist eine abwechslungsreiche pflanzenbetonte Ernährung, etwa wie sie in traditionellen Küchen der Mittelmeerländer üblich ist.[16] Nicht zu verwechseln mit billiger schneller Pasta aus Weißmehl! Dabei hat Italien viel mehr zu bieten – die gesunde apulische Küche ist beispielsweise als Weltkulturerbe eingetragen!

Die mediterrane Küche zeichnet sich durch ihre Vielfalt und Frische aus. Typische Zutaten sind gutes Olivenöl, frische Kräuter, viel buntes Gemüse wie Auberginen, Zucchini, Paprika und Artischocken. Hülsenfrüchte wie Kichererbsen, Linsen und Bohnen sind ebenfalls häufiger Bestandteil mediterraner Gerichte. Sonnengereifte Zitrusfrüchte, Äpfel und Birnen liefern Vitamin C, Nüsse, diverse Samen und Vollkornprodukte Energie und Mineralien – und dabei ist es noch ein schmackhafter Weg, sich nachhaltig gesund zu ernähren.

Wichtig für deinen Körper ist auch das Trinken. Durst solltest du mit reinem (stillem) Wasser oder Kräutertee löschen. Obstsäfte und Nektare sind in jedem Fall mit Wasser stark zu verdünnen und als Schorle zu trinken. Man kann ohne feste Nahrung eine längere Zeit leben, aber ohne Wasser geht es nicht.

---

[16] Mittelmeerkost, Bezug zu Parkinson nachzulesen in Büchern und im Internet, z.B. auf www.swr.de/wissen/ernaehrung-gegen-parkinson-100.html (aufgerufen am 11.1.2025).

Ein wichtiges Nahrungsmittel ist das Brot, von dem es in kaum einem anderen Land so viele Sorten gibt wie in Deutschland. Es kommt bei deiner Wahl nicht nur auf die Bioqualität der Getreide an, sondern auch auf die Backart. Am besten kaufst du bei einem Bäcker deines Vertrauens, der dir die verwendeten Inhalte erklären kann. Sauerteigbrot, das würziger und länger haltbar ist als Hefebrot, wird selten rein hergestellt – meist wird ihm zur Gehzeitverkürzung Bäckerhefe zugesetzt. Oder wie wäre es, wenn du dich selber ans Backen wagst und so das Geheimnis des Spitzenbrotes entdeckst, das man nicht kaufen kann.

Deine Entscheidung, endlich auf Bio-Lebensmittel (idealerweise mit Zertifizierungen wie Demeter[17], Bioland, Naturland u.a.) umzusteigen, kann die Belastung durch Pestizide und Herbizide in deiner Nahrung reduzieren.

Darüber hinaus sind die Umweltauswirkungen der industriellen Landwirtschaft ein weiterer Aspekt. So führen ausgelaugte Böden dazu, dass wichtige Nährstoffe wie Magnesium, Zink, Eisen und Selen fehlen. Diese Mikronährstoffe sind aber für viele Funktionen im Körper wichtig, z.B. für dein Immunsystem und damit auch den Schutz vor Stress.

Du kannst Selen supplementieren oder aber täglich eine oder zwei Paranüsse essen – aber nicht mehr, denn diese sind von Natur aus radioaktiv. Paranüsse enthalten ungesättigte Fettsäuren und zudem die Mineralstoffe Calcium, Magnesium und Phosphor. Auch der Zinkgehalt der Paranuss ist nicht zu unterschätzen.

Die Verwendung von Antibiotika und Wachstumsförderern in der Massentierhaltung sind weitere Herausforderungen, denen wir in Bezug auf die Ernährung gegenüberstehen.

---

[17] Demeter: ältester Bioverband in Deutschland, www.demeter.de

Es ist sehr wichtig, nur qualitativ hochwertiges Fleisch von Tieren zu wählen, die artgerecht gehalten und nicht mit schädlichen Substanzen belastet wurden.

Wenn du deinen Fleischkonsum klein hältst, dann kann es sogar recht gut passen, denn Vitamin B$_{12}$ ist ein wichtiges Vitamin für deinen Körper und das befindet sich eben fast nur im Fleisch. Wenn du Fleisch von Wildtieren bevorzugst, bist du etwas mehr auf der sicheren Seite, denn Wildtiere werden nicht gemästet, sondern wachsen in freier Wildbahn auf – es sei denn, sie ernähren sich wie das Feldreh fast nur von Ackerpflanzen.

Es kommt auch darauf an, wie lange die Nahrung, egal welcher Art, gekaut wird. Unsere Omas wussten es schon immer, wir wissen es auch, aber vergessen es ziemlich oft: die Verdauung fängt im Mund an. Versuche jeden Bissen, den du in den Mund steckst, so lange zu kauen, bis er völlig dünn und flüssig ist. Denke daran, dass weder der Darm noch der Magen Zähne haben.

Nahrungsmittel, die du meiden solltest

In Fastfood- und Fertiggerichten, die erhitzte Fette enthalten, sind undefinierte Mengen von Transfetten enthalten. Sie sind auch in Backwaren jeglicher Art zu finden und sind Gift für unser Gehirn.

Bedingt durch Hitze und hohen Druck, wie es beispielsweise bei der industriellen Herstellung von raffinierten Ölen oder in jeder Fritteuse geschieht, werden die wertvollen ungesättigten Fettsäuren teilweise in schädliche Transfettsäuren umgewandelt. Diese haben eine veränderte Molekülstruktur und sind dadurch für das Nachwachsen von Nervenzellen im Gehirn schädlich. Meide daher alles, was gebacken, frittiert und stark angebraten ist.

Alle Lebensmittel, die du in Kartons fertig verpackt kaufen kannst und nur erwärmen musst, sind nicht natürlich. Schon früh sagte Professor Kollath[18]: „Lasst die Lebensmittel so natürlich wie möglich, nur dann sind es auch wirklich Lebensmittel".

Man kann heute häufig nicht mehr Lebensmittel sagen, sondern aufgrund der vielen Veränderungen der Industrie eher Nahrungsmittel. Heute gilt es vielfach, den Magen rasch zu füllen, möglichst noch Essen-to-go.

„Kann man sich dumm essen?" Ja, das ist leider ganz einfach möglich, indem man sich nicht die Mühe macht, selbst zu kochen, sondern sich aus dem Supermarkt die Fertiggerichte kauft.

Manche Nahrungsmittel aus der industriellen Herstellung enthalten Nahrungszusätze wie z.B. **Glutamat**. Generell gelten einzelne Zusatzstoffe als unbedenklich, wenn man nicht zu viel davon aufnimmt. Die Summe all dieser Stoffe macht es allerdings aus.

Gemäß Hirnforscher Prof. Konrad Beyreuther[19] ist Glutamat ein Nervenzellgift, das bei Parkinson, Alzheimer und Multipler Sklerose eine unheilvolle Rolle spielen kann. Es gibt genügend Hinweise auch im Internet dazu.

Einen wichtigen Faktor stellt auch das **Aluminium** dar. Viele Nahrungsmittel sind mit Aluminiumsalzen verarbeitet. Gefährlich wird Aluminium in Verbindung mit Zitronensäure. Während die Zitronensäure dem Körper allein nicht schadet, transportiert sie jedoch das Aluminium ins Gehirn. Es ist lange bekannt, dass Aluminium ein Nervengift für unser Gehirn ist.

---

[18] Prof. Dr. Werner Kollath, Deutscher Bakteriologe und Hygieniker, verfasste 28 Bücher mit seinem Hauptwerk „Die Ordnung unserer Nahrung" sowie die Kollath-Tabelle.

[19] Prof. Dr. Konrad Beyreuther in der Zeitschrift „Raum & Zeit", Heft Nr. 129/2004, www.raum-und-zeit.com

Kleiner Abstecher in die Kosmetikbranche: in vielen Cremes und Deostiften sind leider noch immer Aluminiumsalze enthalten, selbst in der sogenannten Naturkosmetik.

Reinen **Zucker** oder zuckerreiche Nahrungsmittel solltest du besonders meiden. Zucker ist ein Grundstoff, aus dem der Körper Fette und viele andere Körpersubstanzen aufbaut oder den er zur Energiegewinnung zu Kohlendioxid verbrennt. Aber in jedem Fall benötigt er dazu viele Mineralien und Vitamine. Werden diese nicht mit der Nahrung aufgenommen, dann räubert der Zucker den Körper danach aus.

Deshalb ist Zucker schädlich. Da dies bekannt ist, kam die Industrie auf die Idee, dem Zucker andere Worte zu geben. Bitte schau dir einmal auf den Verpackungen die leider sehr kleingedruckte Inhaltsangabe an, bevor du es in den Einkaufswagen legst. Für Zucker gibt es mehrere Worte:

Saccharose, Dextrose, Raffinose, Glukose, Fruktosesirup oder auch Fruktose-Glukose-Sirup, Stärkesirup, Karamelsirup, Maltose, Malzextrakt, Gerstenmalzextrakt, Maltodextrin, Invertzucker, Rübenzucker, Sucrose, Kandis. Vielleicht gibt es zukünftig noch mehr Namen dafür, um es für Verbraucher noch schwerer zu machen.

In Bezug auf Getreide ist die Auswahl von Vollkornprodukten und die Vermeidung von übermäßig verarbeitetem Weizen eine kluge Wahl. Wegen der starken Immunreaktionen, die das Weizeneiweiß auslösen kann, ist **Weizen** doch arg in Bedrängnis geraten. Menschen mit Zöliakie, die auf Gluten empfindlich reagieren, müssen meist auch die anderen Getreidearten meiden.

Die Verschmutzung der Meere und die Überfischung sind ernsthafte Probleme, die die **Qualität von Fisch und Meeresfrüchten** beeinträchtigen. Schwermetalle in Meereslebewesen sind eine Bedrohung für die menschliche Gesundheit.

Für manche Patienten reduziert **Alkohol** gelegentlich das Zittern, dennoch sollte Alkohol nicht als Selbsttherapie eingesetzt werden. Versuche unbedingt, deinen Alkoholkonsum einzuschränken. Alkohol ist Nervengift. Drüber hinaus kann es zu Wechselwirkung mit Medikamenten kommen. Genuss ja, aber bitte in Maßen. Wie so oft auch in anderen Dingen: die Dosis macht das Gift.

Über die Bedeutung des ganz Kleinen

Ein ausgewachsener menschlicher Körper besteht aus rund 75 Billionen Zellen oder mehr. Sie sind so klein, dass man sie mit bloßem Auge nicht sehen kann. In jeder Zelle befinden sich Mitochondrien, die kleinen Kraftwerke der Zellen.

Hier wird die Sonnenenergie, die bei der Photosynthese in den grünen Pflanzen in Zucker gespeichert wurde, als chemische Energie wieder freigesetzt, um für Stoffumwandlungen und für unsere Körperwärme zur Verfügung zu stehen. Für diese sehr komplexen biochemischen Prozesse sind unsere Zellen mit allen erforderlichen Tools ausgestattet.

In den Mitochondrien, die in großer Zahl in jeder Zelle vorhanden sind, spielt auch das Vitamin Q, das Ubichinon oder **Coenzym Q_{10}**, eine Rolle. Es wird vom Körper selbst hergestellt und ist in dem Sinne auch eigentlich kein Vitamin. Studien haben aber gezeigt, dass zusätzliche Gaben von Coenzym Q_{10} sich positiv auf das neuronale System auswirken und einen Schutz im Gehirn bieten, besonders bei Patienten mit Parkinson.

Besonders wichtig ist es, das **Sonnenvitamin D_3** in Verbindung mit **K_2** zu ergänzen. Dieses Vitamin ist nicht nur für das Knochenwachstum, sondern auch für viele weitere Funktionen unerlässlich. Seine natürliche Produktion in unserer Haut erfordert das Sonnenlicht, von dem wir meist zu wenig genießen.

Der Gehalt von D_3 im Blut sollte deutlich über 15 und bis 50 ng/ml (= 38 bis 125 nmol/l) betragen. Bitte besprече dies mit deinem Arzt und lass deinen Wert im Labor messen, was heute leicht möglich ist. (Falls dein Arzt nicht so recht mag, weil nicht alle Krankenkassen zahlen, zahle den Test einfach selbst.)

Ebenso wichtig sind Öle mit **Omega-3-Fettsäuren**, die in Algen, Fischen und ölreichen Pflanzensamen enthalten sind. Hier kommt es auf zwei verschiedene Kriterien an:

- Erstens ist das Verhältnis vom entzündungsfördernden Omega-6 zum entzündungshemmenden Omega-3 wichtig. Es sollte im Idealfall ausgeglichen sein. In unserer üblichen Ernährung dominieren aber zu stark die Omega-6-Fettsäuren – bei Fastfood bis zum 50fachen.

- Und zweitens sollten wir außer der häufigen Linolensäure unbedingt die beiden fürs Gehirn wichtigen Omega-3-Fettsäuren DHA und EPA, die nur in Algen und Fischen vorkommen, zu uns nehmen.

Kaltwasserfische enthalten zwar diese wichtigen Fettsäuren EPA und DHA, aber aufgrund der Schwermetallbelastung in den Meeren sind Algen als Grundlage oft die bessere Wahl. Sie werden in Tanks im Labor gezüchtet.

Omega-3-Fettsäuren können als Öl oder in Kapselform eingenommen werden. Produkte aus Algen sind auch für Vegetarier und Veganer geeignet.

Wichtig auch für gesunde Menschen ist die tägliche Zufuhr von Vitamin C, wenn es nicht möglich ist, die richtige Menge an Früchten und frischem Gemüse zu verzehren.

Ich kann dir Cellin® aus der Aroniabeere mit 39 Bitterkräutern sehr ans Herz legen; es sind alle B-Vitamine plus Vitamin C enthalten.[20]

Zum Schluss möchte ich dir empfehlen, bei deiner nächsten Blutanalyse dir von deinem Arzt auch die Versorgung mit anderen notwendigen Stoffen erklären zu lassen. Dazu gehören vor allem auch Magnesium, Kalzium und Eisen sowie die Vitamine A, B_2-Komplex und B_{12}.

Dein tägliches integriertes Hirntraining

Etwa 90 % unserer täglichen Gedanken wiederholen sich stetig, führen zu immer gleichen Verhaltensweisen und Emotionen – und genau dieser Kreislauf muss unterbrochen werden. Versuche deshalb, deinen Tagesablauf zu ändern und mit Aufgaben zu füllen, die gleichzeitig ein Hirntraining bedeuten.

Hier geht es im Wesentlichen um zwei Bereiche, nämlich das neue *Was* und das *Wie*. Wie z.B. putzt du dir ganz automatisch die Zähne? Versuche die Zähne mit der anderen als der gewohnten Hand zu putzen. Wähle bei den Mahlzeiten bewusst öfter einen neuen Platz. Gehe andere Wege zu deiner Haltestelle oder nimm ein anderes Fahrzeug. Einfach mal von einem auf den anderen Tag etwas ändern. Das ist genau das, was dein Gehirn braucht. Es sind nur Kleinigkeiten, die aber wirksam deine Routinen durchbrechen.

Ehe du dir überlegst, was du an neuen Projekten in Vereinen, der Volkshochschule oder im Einzeltraining neu beginnen könntest, denke an das Nächstliegende in deinem Alltag.

---

[20] Cellin®: Vitalstoffgetränk der Energy Life AG, http://shop.energy-life.net, Rabattcode: Parkinson

Ein ganzer Strauß von Möglichkeiten tut sich auf, wenn du dir überlegst, mit welchen neuen Aufgaben du dein Gehirn schon zuhause trainieren könntest.

Hier sind einige Ideen, die im Prinzip alle einmal in der Woche und in enger Partnerschaft mit deiner Familie oder engen Freundinnen durchzuführen sind:

- Beginne den Tag mit einer Gymnastik aus Ausdauer- und Krafttraining, zum Beispiel in Form von Qui Gong.

- Bereite dir ein Frühstück vor, das vom Gewohnten abweicht.

- Backe ein gesundes Brot: Das ist anfangs eine echte Herausforderung. Lerne zunächst ein einfaches Rezept auswendig und backe drauflos. Mach ein kleines Protokoll. Und dann steigere die Komplexität immer weiter, bis du Spezialistin für exquisites Sauerteigbrot ohne Hefe bist. Züchte dir selber die Kulturen dazu. Die 100 geordneten Handgriffe und dein Körpereinsatz beim Rühren und Kneten ohne Maschinen erfordern dabei deine volle Konzentration.

- Bereite zum Mittagessen einen abwechselnden Rohkostsalat zu.

- Übernehme kleine Reparaturarbeiten in Haus und Garten oder übernehme die Pflege eines Beetes.

- Spiele mit Freunden Memory und Master Mind.

- Treffe dich regelmäßig zum gemeinsamen Singen.

Der Vorteil mancher dieser Tätigkeiten besteht vor allem darin, dass sie kleine Dienstleistungen sind, die bald von dir auch erwartet werden können.

Das stabilisiert dann die routinemäßige Durchführung. Überhaupt sind Enkel im Haus die beste Voraussetzung für vielfache positive Herausforderungen. Entscheidend ist dabei deine positive Einstellung zum Aktivsein auch und gerade, wenn es manchmal unbequem wird.

Hier ist ein kleiner Merksatz von Veit Lindau:

„Dein Gehirn wurde nicht dafür designed,
Leben tagaus, tagein auf demselben
dir bereits bekannten Level abzugrasen.
Wenn du deinem Gehirn nicht regelmäßig
neue Herausforderungen vorlegst,
Ich sag's liebevoll, so wie es ist,
verblödest du schleichend. "

Das ist ein harter Satz. Aber im Innern wissen wir eigentlich ganz genau, dass wir uns jeden neuen Herausforderungen stellen sollten.

Entschleunigung statt Handystress und TV

In der heutigen Zeit werden wir ständig mit zu vielen Informationen überflutet. Wir sind dem jedoch nicht zwingend ausgeliefert, wenn wir uns bewusst machen, dass die Entscheidung ganz bei uns liegt und wir unsere Konsumgewohnheiten durchaus ändern können.

Entschleunigung und Achtsamkeit werden ab jetzt sehr wichtig für dich. Versuche bewusst, dein Handy für längere Zeiträume auszuschalten.

Am Anfang wird es dir nicht leichtfallen, da wir bereits daran gewöhnt sind, ständig online zu sein. Aber gerade das ist nicht gut für unser Gehirn, und zwar aus zweierlei Gründen:

- Erstens bedeutet ständiger Handykontakt eine ständige Bereitschaft, sich von eigenen Gedanken und Vorhaben ablenken zu lassen, was bei vielen Menschen einer totalen Fremdsteuerung gleichkommt. Sie können sich kaum länger konzentrieren, weil sie die Unterbrechungen schon ständig erwarten.

- Zweitens ist eine physische Gefahr gegeben: Die elektromagnetische Handy-Strahlung, ständiges WLAN und Elektrosmog belasten das Gehirn.[21]

Längst ist mit diversen wissenschaftlichen Tests gemessen worden, dass das Gehirn Schaden nimmt. Nur merkt man es nicht sofort; das ist das Verführerische. Hochsensible Menschen haben allerdings mit kleinsten Strahlenbelastungen schon jetzt zu kämpfen.

Ähnliches gilt auch fürs Fernsehen. Da man dort aber im allgemeinen einen größeren Abstand zum Gerät hat, wiegt hier ein anderer Faktor mehr: es ist das meist stundenlange bewegungsarme Konsumieren von Filmen, die in keiner Weise das kreative Arbeiten deines Gehirns ansprechen, sondern dies gerade verhindern.

---

[21] Uwe Karstädt: „Elektrosmog und Glyphosat: Wie Sie die lautlosen Killer der Menschen eliminieren", Kopp Verlag 2020.

Aufräumen im Alltag – stressfrei in neue Abenteuer

Gemäß der Weltgesundheitsorganisation WHO ist Stress die größte Gefahr für die Gesundheit. Du solltest deine Lebensweise und Gewohnheiten auf den Prüfstand stellen und herausfinden, was stressig und entbehrlich ist und was dir in Zukunft guttun würde.

Dies ist eine Art geistige Inventur, die dir den Freiraum schafft, dich stressfrei neuen anregenden Tätigkeiten für dein Gehirn hinzugeben. Mit der Schwere der Krankheit lässt sich besser leben, wenn du direkt nach der Diagnose anfängst, neue Dinge auszuprobieren. Vor allem, wenn du noch jung bist.

Suche vor allen Dingen Mitmenschen auf, die Lust haben, deine Aktivitäten mitzumachen. Es ist keineswegs egoistisch, wenn du fortan versuchst, deine Gesundheit ganz in den Mittelpunkt aller Aktivitäten zu stellen. Dein Tagesplan soll gefüllt sein mit bewusst gewählten Aktivitäten und diese in innerer Balance, die dir keinen Stress macht. Gesundheit wird dir gerade bei Parkinson nicht geschenkt, du musst selbst aktiv werden.

Nimm dir mehr Zeit für deine Hobbys. Falls du keine hast, weil deine Arbeit dir bisher zu wenig Gelegenheit dazu gegeben hat, suche dir eine Tätigkeit, die dich schon immer gereizt hat.

Vielleicht kannst du dir vornehmen, eine neue Sprache zu lernen, was du evtl. schon lange wolltest. Schau in den Plan deiner Volkshochschule oder ähnlicher Einrichtungen und finde heraus, ob dich dort etwas anspricht.

Oder vielleicht möchtest du in einer Gemeinschaft singen. Suche dazu den nächsten Chor auf. Die Gemeinschaft ist ein enormer Stimulator gegen Bequemlichkeit. Da kommt es gar nicht in erster Linie darauf an, welche Lieder der Chor singt, sondern dass es dich fordert und in der Gemeinschaft Spaß macht.

Besonders reizvoll ist es, ein Musikinstrument zu erlernen. Wer sich dafür entscheidet, dem empfehle ich ganz besonders die Gitarre oder ein Tasteninstrument. Egal ob es sich um ein Klavier, ein Keyboard oder ein Akkordeon handelt, auf jeden Fall müssen beide Hände gleichzeitig und unterschiedlich eingesetzt werden. Das ist wichtig fürs Gehirn.

Allerdings reichen auch für den Anfang die kleinen Blockflöten allemal aus. Du brauchst Luft, um die Töne zu produzieren. Auch bei diesem Instrument benutzt du beide Hände. Die Beidseitigkeit ist wichtig, weil du damit deinem Gehirn den Mehrwert bietest, beide Gehirnhälften zu vernetzen. Mehr Luft zum Blasen benötigst du bei Trompete oder Horn.

Die Feinmotorik deiner Hände – und damit natürlich dein Gehirn – trainierst du auch durch Handarbeit wie Stricken und Häkeln. Das geht zu Hause auf dem Sofa, aber auch in Gemeinschaft. Schau dir dazu mal das Projekt der Hamburger Künstlerin May Evers an, in dem sie 185 Menschen mit Parkinson zum Mitmachen motivierte.[22]

Vielleicht wolltest du schon mal einen Malkurs besuchen? Das hat zwar nichts mit Bewegung zu tun, aber durchaus mit Kopfarbeit. Unter Anleitung lernst du den Umgang mit dem Farbenkreis und die Gesetze der perspektivischen Darstellung. Das Mischen der Farben und die Methoden des Aquarellierens erfordern Konzentration und detailliertes Planen. Keine Bewegung ist unüberlegt.

Aber auch ohne Anleitung lohnt sich der Einstieg in dieses schöne Hobby. Fang mal klein an: nimm einen Stift in die Hand und male auf einem Blatt Papier beliebige gedachte Formen.

---

[22] https://parkinson-journal.de/mit-nadel-und-faden-das-bewusstsein-fuer-die-erkrankung-schaerfen (aufgerufen am 11.1.2025)

Die Ergebnisse werden immer interessanter, denn vielleicht formen sich plötzlich Tiere, Häuser, Natur oder spannende Phantasiegestalten, die du dann noch farblich ausgestalten kannst.

Besonders reizvoll sind Bilder, die in Gemeinschaft mit mehreren Teilnehmern entstehen: Jeder beginnt auf seinem Blatt eine geschlossene Figur zu zeichnen, dann wird das Blatt reihum weitergegeben und wieder um eine Figur ergänzt und so fort, bis nach fünf oder sechs Stationen man beginnt, die Flächen farblich auszufüllen – auch wieder in Gemeinschaftsarbeit.

Die Ergebnisse überraschen, da es immer zu schönen Ergebnissen kommt, und jeder stolz auf die Gemeinschaftswerke ist, ob nun als Anfänger oder Genie. Das ist genau das, was du jetzt brauchst.

Oder entdecke die Bildsprache deiner Seele. Die Gribougramme-Methode[23] von Yvonne Lamberty ist dazu da, die ursprüngliche Bildsprache und ihre individuelle Symbolik in dir zu erwecken. Es ist eine Transformationsmethode, die Blockaden löst, dich zur inneren Wahrheit führt und tiefe Botschaften deiner Seele hervorkitzelt.

Dabei kommt das Gribougramme (von frz. gribouillage = Kritzelei und Telegramm, also im Sinne von Kritzel-Telegramm deiner Seele) ganz ohne starre Regeln aus und nimmt dich bei täglichem Kritzeln ganz liebevoll und leicht an die Hand, um dich zu führen.

Jeder Mensch durchleuchtet dadurch schon ab dem ersten Gribougramme seinen ganz individuellen Prozess der Bewusstwerdung und Veränderung. Du benötigst dafür keinerlei Talent – nur ein Blatt Papier und ein paar Stifte.

---

[23] Gribougramme-Methode der Malerin, Komponistin und Autorin Yvonne Lamberty, www.gribougramme.com

Heilung durch den Geist

Du möchtest doch so lange wie möglich deinen gesamten Körper nutzen, alle Gliedmaßen und auch dein Gehirn. Du kannst keinen neuen Körper kaufen. Dein „Parky" wird dich bis zum Lebensende begleiten.

Gib dir durch diese Krankheit die Chance, dein Leben neu zu gestalten. Parkinson ist oftmals gepaart mit Demenz. Das macht die Krankheit so vielfältig und schwierig.

Hadere nicht mit dem Schicksal, denn das ändert nichts an deiner Situation. Sei dir bewusst, dass viele Jahre Stress zu dieser Krankheit geführt haben, sicherlich auch aufgrund unserer immer hektischeren Lebensweise. Deshalb ist es wichtig, jeden Tag bewusst positiv zu beginnen.

Hier ein besonderer Tipp für jeden Tag: Wenn du morgens im Badezimmer in den Spiegel schaust, dann verziehe deine Lippen mal kreuz und quer, immer wieder anders, forme sie zu einem kleinen Kuss, dann weiter so, als wenn du ein „Breitmaulfrosch" bist, solange, bis du selbst über dich lachen musst. Schon beginnt dein Tag etwas fröhlicher und sicher auch mit guter Laune.

Was eine starke Selbstbestimmung und die bewusste Konzentration auf ein Ziel bewirken können, hat uns Dr. Joe Dispenza gezeigt, dessen Geschichte ich dir hier erzählen möchte.[24]

Die Geschichte von Dr. Joe

Joe erlitt als ca. 23jähriger junger Mann während eines Triathlon-Wettbewerbs einen schweren Unfall.

---

[24] Dr. Joe Dispenza, amerikanischer Autor und Meditationsexperte, www.drjoedispenza.com

Er wurde von einem großen Geländewagen erfasst, vom Fahrrad gerissen und mehrere Meter über den Asphalt geschleudert. Sechs Wirbel im Bereich der Brustwirbelsäule waren verletzt, einer davon war zu sechzig Prozent gebrochen.

Im Krankenhaus wurde diagnostiziert, dass er sein Leben lang nicht mehr laufen können würde. Als Sportler konnte er sich ein solches Leben nicht vorstellen.

Nach ärztlicher Diagnose war Joe querschnittsgelähmt. Aber er wollte sich nicht mit dem neuen Schicksal abfinden, ließ sich aus den unterschiedlichen Krankenhäusern entlassen und fing an, sich mit Meditation und positivem Mindset zu heilen.

Trotz aller vernichtenden Einschätzungen der Ärzte stand für ihn fest, „die Kraft, die den Körper erschaffen hat, ist auch fähig, den Körper zu heilen".

Er versprach sich: „Sollte ich gesund werden, werde ich den Rest meines Lebens darauf verwenden, diese Kraft zu erforschen und ihr zu dienen."

Tatsächlich geschah das Wunder. Er unterzog sich einem rigorosen Plan der Selbstheilung mit gesunder Kost und Physiotherapie, Meditation und, wie er sagt, „Gedankenhygiene". Zweifelnde Gedanken erstickte er sofort im Keim.

Nach zwei Monaten war das Schlimmste überstanden. Zehn Wochen später konnte er schmerzfrei und geheilt in sein gewohntes Leben zurückkehren.

Diese Erfahrung führte dazu, dass er sich des Phänomens der Spontanheilung und der Überordnung des Geistes über die Materie widmete. Er studierte dazu Neuroimmunologie und Quantenphysik an weiterführenden Universitäten.

Auch dem bekannten Filmemacher Clemens Kuby[25] ist es geglückt, mit Meditation nach schwerem Unfall seine körperliche Komplettheilung zu erlangen, und das trotz Querschnittlähmung.

Auf YouTube sah ich ein Video, wie ein Mann auf offener Bühne erklärte, durch Meditationen wie der von Dr. Joe Dispenza hätte er seine Parkinson-Krankheit überwunden.

Was könnte dies alles für dich bedeuten? Vielleicht gelingt es nur wenigen Menschen, sich derart mit Meditation nicht nur zu befassen, sondern sie auch so wirkungsvoll zu praktizieren. Lass dich davon anstecken – hier möchte ich dir von einigen Techniken und Erfahrungen berichten.

Stressfrei durch Meditation und bewussten Atem

Versuche durch das Abschalten von negativen Gedanken eine liebevolle Ebene zu erreichen. Besonders Meditation kann dabei hilfreich sein. Wenn du dich bisher nie mit dem Thema Meditation beschäftigt hast, ist jetzt der richtige Zeitpunkt!

70.000 Gedanken schwirren tagtäglich durch den Kopf eines Menschen. Doch 90 % davon wiederholen sich stetig, führen zu immer den gleichen Verhaltensweisen und Emotionen – und genau dieser Kreis soll unterbrochen werden. Gönne dir die besonderen Meditationen von Dr. Joe Dispenza.

Seine Idee: Du stellst Dir vor, dass du dich aus deinem körperlichen Gefängnis „Parkinson" bereits befreit hast. Das erfordert allerdings, die Meditationen nicht nur einmal zu machen, sondern täglich mehrmals.

---

25 Clemens Kuby, deutscher Autor und Filmemacher mit eigener Methode zur Bewusstseinserweiterung, www.clemenskuby.com

Mit dieser Idee hat er sich selbst immer wieder gesagt: Danke für meine Beweglichkeit, Danke für meine komplette Gesundheit.[26]

Er hat Wirbel für Wirbel neu gedanklich konstruiert. Anfangs hat es mehrere Stunden gedauert, bis er alles durchdacht hatte. Nicht gemeint ist, nur „positiv denken", sondern ganz explizit zu sagen, „ich danke für mein neues gesundes Leben."

Keinerlei Verneinung, sondern wirklich immer auch die Dankbarkeit, dass du wieder fit dein Leben meisterst.

Wie kannst du am besten meditieren lernen? Dies ist meine persönliche Empfehlung: Du setzt dich bequem auf einen Stuhl; ich habe gerne dafür eine Rückenlehne. Du benötigst dafür keine Klangschalen oder spirituelle Musik. Du sitzt einfach da und versuchst an nichts zu denken. Wenn es dir schwerfällt, dann stelle dir eine weiße Wand vor, auf die du schaust.

Du beginnst mit einfachen Atemübungen, d.h. du atmest durch die Nase langsam ein und sehr langsam aus. Nach einer Zeit wirst du merken, dass du innerlich ruhiger geworden bist. Versuche deine Gedanken nicht zu kontrollieren, sondern sie nur zu beobachten. Gönne dir mindestens fünf Minuten für den Anfang und wiederhole diese Übung vielleicht zwei- bis dreimal am Tag.

Am nächsten Tag solltest du die Zeit verlängern. Jetzt wirst du schon mutiger werden und nach den Atemzügen zu dir innerlich sagen: „ich danke, dass ich auf dem Weg zur Gesundung bin!" – auch wenn du glaubst oder fühlst, dass es dir noch nicht gut geht. Du überlistest deine innere Stimme, je öfter du das machst.

Dein Gehirn verinnerlicht immer mehr, dass es dir schon besser geht. Das ist die besagte Neuroimmunologie, das neue Verständnis

---

[26] z.B. hier: www.bettinaflossmann.de/angebote/online-meditationsgruppe-dr-joe-dispenza

für unser Gehirn. Suche dir am besten jeden Tag ein paar Minuten und steigere die Zeit langsam auf 20-30 Minuten. Auch wenn es dir zu Anfang schwerfällt, immer daran zu denken, übe diese Meditation wirklich jeden Tag.

Fang nie an aufzuhören,
hör nie auf anzufangen."

(Marcus Tullius Cicero)

Du weißt ja, Stress macht uns krank und die Meditation bringt dich innerlich wieder zur Ruhe. Nach dem Motto „Steter Tropfen…" wirst du bald viel gelassener sein. Deine Resilienz wird dadurch gesteigert und deine Probleme sind etwas in die Ferne gerückt.

Es gibt heute viele Gesundheitslehrer, bei denen regelmäßiges Meditieren wie selbstverständlich ins Programm gehört. Im Wesentlichen gibt es nur zwei Varianten: die asiatische Form, die auf das Leerwerden ohne äußere Beeinflussung zielt, und die geführte Form, bei der der Lehrer mit seiner Stimme deine Gedanken lenkt. Veit Lindau, Dr. Rüdiger Dahlke und auch Dr. Joe Dispenza praktizieren diese letztere Form.

Gehe regelmäßig in die Natur. Jeder ungestörte Spaziergang, bei dem du dich ganz der Natur öffnest, ist wie eine Meditation. Die saubere feuchte Luft, die du einatmest, wirkt wie Sonnenschein auf deine Seele.

Du hast sicher das Wort „Waldbaden" schon einmal gelesen. Im Wald atmest du die Terpene ein, die die Bäume aussenden. Sie sind belebend und animieren zum Tiefatmen.

Atmen erscheint uns allzu selbstverständlich – und doch ist eine richtige Atemtechnik viel wichtiger, als manche Menschen glauben.

Da macht es schon einen Unterschied, ob wir flach atmend nur einen kleinen Teil der Lunge nutzen oder den ganzen Raum, denn wenn wir Luft holen, versorgen wir ja auch unser Gehirn.

Beim Einatmen gelangt Sauerstoff durch die Nase über die Lungenbläschen ins Blut. Der Brustkorb hebt sich, es sollte sich aber auch der Bauch heben, dann erst ist es eine richtige Tiefenatmung. Beim Ausatmen nimmt die Atemluft, beladen mit dem Kohlendioxid aus unserem Stoffwechsel, den umgekehrten Weg zurück in die Umgebung. Wenn wir das alles sehr bewusst machen, kann das richtige Atmen sogar zur Superkraft gegen Stress, Angst und sogar auch Herz-Kreislaufbeschwerden und viele andere Probleme werden.

Die einfachste und bekannteste Atemtechnik ist die 4+7-Atmung. Du kannst sie allein probieren mit folgender Anleitung, sozusagen der Atemübung aus der Hosentasche (achte dabei möglichst auf Nasenatmung):

- Step 1: Einatmen, zähle bis 4, kurze Pause

- Step 2: Ausatmen, zähle bis 7, wieder kurze Pause

Wenn du das alles 11x machst, hast du deinen Stresslevel enorm verkleinert. Variiere auch immer wieder das Programm.

Ich habe diese Übungen mehrmals am Tag gemacht, wenn mir die Krankenpflege zu schwer wurde. Es gibt noch viele andere Übungen, aber diese hat sich bei mir bewährt. Auch Gymnastikübungen, z.B. richtiges Recken und Strecken, immer in Verbindung zum richtigen Atmen, sind hilfreich. Wenn du dich streckst, atmest du ein, beim tiefen Beugen atmest du aus.

Auch kurze Meditationen haben mir geholfen, wieder ins richtige Handeln zu kommen. Ich bin kein Kirchengänger, aber ein kurzes Gebet zur rechten Zeit hat mich wieder zur Ruhe kommen lassen.

Da ich Hobbymusikerin bin, konnte ich immer wieder zwischendurch zu
meinem Horn greifen und einfach versuchen, ein paar kurze Stücke zu blasen.
So kam wieder mehr Freude in meinen Alltag und ich war fit für meinen Mann.

Mehr Bewegung ist das Gebot der Stunde

Bewegung ist gut, aber es sollte mehr sein als nur einfaches Spazierengehen. Es geht darum, deinem Gehirn neue Anreize zu bieten,
damit es lernen kann. Es ist mittlerweile bekannt, dass sich das Gehirn, auch im höheren Alter, durch neue Ideen und geistige Arbeit
neu strukturieren kann. Da Dopamin jetzt nicht mehr vollständig
zur Verfügung steht, ist es wichtig, bewusst neue Wege zu finden.

Bei dieser Krankheit kommt es darauf an, nach der Diagnose
nicht in Starre zu verfallen, sondern möglichst sofort – auch wenn
es dir schwierig erscheint – mit regelmäßiger und schneller Bewegung an der frischen Luft die alte bewegungsarme Lebensweise zu
überwinden.

Das Beispiel von John Pepper

Hast du schon einmal von John Pepper gehört? Leider fand ich sein
Buch „Parkinson ist umkehrbar"[27] erst nach dem Tod meines Mannes. Der Titel ist unglaublich – wie ist das möglich?

John Pepper war ein älterer Herr aus Südafrika, der über zwanzig
Jahre lang an Parkinson litt und überwiegend die gleichen Symptome wie mein Mann hatte. Die Menge seiner eingenommenen Medikamente und die negativen Nebenwirkungen nahmen stetig zu.
John Pepper war zeitlebens ein sehr sportlicher Mann und suchte
nach einem Ausweg.

---

[27] John Pepper: „Parkinson ist umkehrbar!", Selbstverlag 2020.

Krankheitsbedingt konnte er nicht mehr richtig schreiben, verschüttete regelmäßig Flüssigkeiten beim Trinken und hatte Schwierigkeiten, mit einem Löffel zu essen. Seine Gehfähigkeit verschlechterte sich ebenfalls, und er war zunehmend müde. Genau dieselben Probleme, die auch mein Mann hatte.

Er kam auf die Idee, sich nicht nur mehr zu bewegen, sondern sein Sportprogramm auf ein neues Niveau zu heben. Er begann, während des Schnellgehens Hanteln zu tragen, und gab sich selbst laut das Kommando: „Arm schlenkert, Arm schlenkert". Er hat es immer wieder geübt.

Dieses neue Gehen fiel ihm nicht leicht, da er anfangs leicht umfiel, sobald er abgelenkt war. Anfangs konnte er nur knapp 20 Minuten mit dieser Konzentration laufen. Es war kein gemütlicher Spaziergang.

In seinem Buch beschreibt er genau, wie er es gemacht hat. Inzwischen sieht man auf einem Video bei YouTube, wie schwer es ihm anfangs gefallen ist und wie gut er jetzt aufrecht und ohne Probleme laufen kann. Seine Ärzte waren überrascht, dass ihr Patient so gute Fortschritte machte.

John Pepper hatte bis zum Schluss Parkinson, benötigte jedoch aufgrund seines intensiven Sportprogramms keine Medikamente mehr. Da er so glücklich war über seine Verbesserung, reiste er in viele Länder, ging in entsprechende Kliniken oder Heime und teilte sein Wissen mit anderen. Er übte mit ihnen auch das Gehen neu. John Pepper wurde über 90 Jahre alt und lebte bis zu seinem Tod im Jahre 2024 mit seiner Frau in Kapstadt.[28]

---

[28] John Pepper und sein walk of Life (gefunden am 9.11.2024): www.facebook.com/watch/?v=524078452590033 oder auf YouTube mit englischer Kommentierung: https://youtu.be/_QVIdPo71gI

Da Bewegung jetzt für dich besonders wichtig ist, könntest du neue sportliche Herausforderungen für dich finden.

Dein Gehprogramm

Das nachfolgende Trainingsprogramm auf Grundlage von John Peppers Methode kann ich dir wärmstens empfehlen. Aktiviere deinen Willen, ziehe deine Sportschuhe an und versuche eine andere Art von Bewegungstraining.

Mein Tipp: Gehe einfach zügig schnell mit normalgroßen Schritten – aber ohne zu joggen. Versuche es anfangs alle zwei Tage. Auch wenn du noch sehr sicher unterwegs bist, empfehle ich dir, beim Gehen Nordic-Walking-Stöcke zu verwenden. Kleine Hanteln oder gut gefüllte Wasserflaschen in den Händen zu halten ist ebenso nützlich. Das wird deinem Arm helfen, das richtige Bewegungsmuster wiederzufinden!

Die Verwendung dieser Gegenstände ist wichtig, da du deinem Gehirn jedes Mal einen Befehl geben musst. Wenn du etwas in der Hand hältst, wird es dir leichter fallen, deinem Körper diese Aktivität mitzuteilen.

Die Verwendung der Stöcke hat den großen Vorteil, dass sie deine Stabilität erhöhen und plötzliche Stürze verhindern. Die Stabilität ist später eine wichtige Voraussetzung, die du mit diesem Training buchstäblich „in den Griff" bekommen kannst.

Bitte gebe bei jedem Armschwenk klare Anweisungen an dich selbst, sage im Inneren oder laut genau wie John Pepper: „Arm schlenkert, Arm schlenkert" oder wähle andere Worte, die dir besser gefallen.

Wiederhole dies bei jeder Bewegung. Es ist sogar für das Gehirn am besten, wenn du es dir selbst laut sagst. Je früher du mit diesem Training beginnst, desto eher schaffst du im Gehirn etwas Neues.

Dein Ziel muss es sein, die Verschlimmerung der Parkinson-Symptome zu verlangsamen. Das mag neu für dich sein, aber du willst ja dennoch ein zufriedenes Leben haben. Du möchtest die Parkinson-Krankheit beeinflussen und die schweren Zeiten, die noch kommen können, so weit wie möglich hinauszögern. Dies erfordert neue und intensive Bewegungsmuster. Später kannst du die Gehzeit erhöhen, bis du mindestens sechs Kilometer pro Stunde oder mehr schaffst – mit Stöcken, Hanteln oder Wasserflaschen.

Und beachte auch noch folgenden ergänzenden Tipp: Ändere immer wieder den Weg. Ändere immer wieder auch die Richtung. Suche dir neue Wege aus. Dieses Sportprogramm ist als Gehirntraining zur Vorbeugung auch für gesunde Menschen interessant.

Nur Krafttraining lässt Muskeln wachsen

Ab Mitte 40 verlieren wir Menschen Muskelmasse – ob wir gesund sind oder krank. Deshalb empfehle ich dir, mindestens einmal pro Woche auch ein Krafttraining. Aber verwende bitte keine Stoppuhr, denn die bringt dich wieder in den Stress. Ab jetzt geht alles etwas langsamer, zwing dich dazu.

Du musst dafür nicht unbedingt ins Fitnessstudio gehen. Suche dir bei YouTube einen Kanal, der dir die Möglichkeit gibt, alles erst einmal selbst auszuprobieren. Das spart Geld und Zeit, denn im Internet gibt es viele Angebote, bei denen du kostenlos mitmachen kannst. Falls du allerdings dazu neigst, nicht konsequent mit dir zu sein, suchst du besser ein Fitnessstudio mit guter Beratung auf.

Wie wichtig kräftigende Bewegung ist, konnte ich bei meinem Mann selbst feststellen. Mit regelmäßigem Krafttraining wäre ihm der folgende Unfall wohl nicht passiert.

Wir hatten einen großen Garten, und durch die Pflege meines Mannes schaffte ich nicht das nötige Pensum, um die Beete sauber zu halten. Eines Tages wollte er mir eine Freude bereiten und ging allein in den Garten, um zu jäten.

Wir hatten einen kleinen Rollwagen, auf dem eine dicke Unterlage fixiert war. Er konnte sich auf diesen Rollwagen hinknien, nahm eine kleines Handgerät, um Unkraut zu entfernen. Aber plötzlich verließ ihn die Kraft und er rutschte von diesem Rollwagen. Unmittelbar danach kam ich aus dem Haus und sah die Bescherung. Meine Kraft reichte nicht aus, um ihm aufzuhelfen. Wir riefen den Notdienst an, dieser hob ihn wieder auf die Füße und es blieb nur der Schreck zurück.

Eine gute Hilfe in Richtung mehr Bewegung bietet das Programm der Physiotherapeutin Silke van Beuningen, die ihre Kunden online betreut.[29] Du füllst einen kleinen Fragebogen auf ihrer Homepage aus, danach meldet sie sich selbst.

Mein Mann war anfangs ganz begeistert und wir haben beide, solange es ging, mitgemacht, denn zu zweit macht ja alles viel mehr Spaß und der Anreiz von außen motivierte uns beide, vor allen Dingen auch andere, neue Bewegungen zu lernen.

Wir haben gesehen, wie Silke es vorgemacht hat und wir haben beide mitgemacht. Zum Beispiel Gymnastik mit Hilfe einer Stuhllehne zur Balance – wir haben uns in ihrem Rhythmus gedehnt und gestreckt, und wir haben zusammen Atemübungen gemacht.

---

[29] Silke van Beuningen, Physiotherapeutin und Autorin von „Fit trotz Parkinson", www.silkevanbeuningen.de

Plötzlich fiel meinem Mann ein, dass wir aus noch früherer Zeit Hanteln-ähnliche Kugeln hatten. Sie sind gefüllt mit Kunststoffgranulat aus unserer damaligen Firma in einer Gewichtsordnung, die gerade jetzt im Krankheitsfalle ideal für ihn war.

Du bist noch jung
und hast jetzt diese P-Diagnose?
Fang sofort an, dein Leben in eine
andere Bahn zu bringen.

Weitere sportliche Ideen für dich

Es gibt auch andere Sportideen, die dir gefallen könnten. Vor allen Dingen dann, wenn du noch jung bist. Suche im Internet nach einem Verein in deinem näheren Umfeld, der dir zum Beispiel Tischtennis als geeignete Möglichkeit anbietet. Der Verein „PingPong-Parkinson Deutschland e.V."[30] wird dir sicher in deiner Nähe etwas empfehlen können.

Falls nicht, versuche es mit einem normalen Verein und erkläre, warum du unbedingt mitmachen willst. Dort kannst du wieder Schnelligkeit lernen. Diese Sportart ist hervorragend geeignet für dein Gehirn, wie auch für deine körperliche Beweglichkeit.

---

[30] PingPongParkinson: Tischtennis gegen Parkinson, deutscher Verein zur weltweiten Bewegung, www.pingpongparkinson.de

Bei **Tennis** oder auch bei **Golf** bewegst du dich eine lange Zeit in der frischen Luft, triffst dich mit gleichgesinnten Sportlern, fühlst dich nicht einsam und bist dankbar für diese Zeit in der Natur.

Eine andere Idee in Richtung Golf wäre, dich mal mit **Discgolf** zu befassen.[31] Diese Sportart wurde in den 1970er Jahren in den USA entwickelt. Der erste offizielle Discgolf-Platz entstand 1975 im Oak Grove Park in Kalifornien. Wenige Jahre später ist diese Wurfsportart dann auch in Deutschland angekommen.

Obwohl sich schon damals schnell viele dafür begeisterten, rückte Discgolf erst während der Corona-Hochphase in den Fokus der breiten Öffentlichkeit. Kein Wunder, Abstand halten ist hier schließlich kein Problem, und gespielt wird an frischer Luft.

Wie sieht nun solch ein Sport aus und was wird dazu benötigt? Der Ablauf ist dem Golf entlehnt: in beiden Fällen umfasst der Parcours 18 Bahnen mit Fangkörben, beziehungsweise Löchern wie beim herkömmlichen Golf.

Die Discgolf-Bahnen variieren in ihrer Länge zwischen 40 und 250 Metern. Da dieser Sport meist in öffentliche Grün- bzw. Sportanlagen integriert ist, erschweren zusätzliche Hindernisse wie Flüsse, Hecken oder Laternenpfähle die Strecke. Also genau das, was dein Körper jetzt benötigt – immer wieder neue Herausforderungen für dein Gehirn.

Die Discgolf-Scheiben ähneln optisch einer Frisbee-Scheibe, sind aber in Form, Gewicht und Flugeigenschaften unterschiedlich. Das Spiel gleicht ansonsten vom Ablauf her dem normalen Golfspiel: von einem festgelegtem Abwurfpunkt aus nähern sich die Spieler mit so wenig Würfen wie möglich einem Fangkorb, bis sie die Scheibe darin versenken.

---

[31] Discgolf im Deutschen Frisbeesport-Verband, www.discgolf.de

Schau dich um, wo du am besten dafür Unterstützung bekommen kannst und wo du die Scheiben passend dazu kaufen kannst. Lass dich in einem Sportgeschäft beraten, das ist auf jeden Fall besser, als alles immer nur bei Amazon zu kaufen. Im Gegensatz zum Sportprogramm von John Pepper sind hier allerdings mehr Ausgaben vonnöten.

Aus meinem entfernten Bekanntenkreis in meiner Nähe spielt ein Mann, der schon längere Zeit mit Parkinson umzugehen gelernt hat, täglich diese Sportart, und zwar schon etliche Jahre. Er hat noch immer diese Krankheit, benötigt aber keine Medikamente mehr. Er hat sich damit Lebensfreude und viel mehr Lebensqualität selbst erarbeitet. Das ist auch für dich gut zu wissen: was andere können, schaffst du auch.

Wem diese Sportart zu aufwändig ist, kann sicher beim **Minigolf** Freude und Erholung für die Sinne bekommen. Auch dort sind die Bahnen unterschiedlich und verlangen die für dein Gehirn notwendigen Abwechslungen. Du kannst immer mal wieder einen anderen Platz aufsuchen. Minigolfanlagen gibt es reichlich, schaue ansonsten im Internet danach.

Sogar manche **Tanzschulen** haben besondere Programme vorbereitet. Tanzen ist besonders gut geeignet, weil rhythmische Musik dich zu schnellen Bewegungen zwingt. Du benötigst dein Gehirn für die unterschiedlichen Bewegungen, denn die einzelnen Schritte verlangen von dir, dass du dich richtig konzentrierst. Einige Tanzschulen bieten spezielle Gymnastikprogramme mit Ansage und Musik an. Das bringt gute Laune und damit Lebensfreude, die du dir ja selbst erarbeitest. Wem das denn doch zu viel ist, dem bieten auch einige Fitnessstudios **Stuhl-Yoga** an.[32]

---

[32] Yoga auf dem Stuhl ist als Trend vor allem auf sozialen Medien zu sehen sowie auf www.yogamehome.org

Selbst einfache **Übungen mit Bällen** bringen Spaß und gute Laune, wie es Christine Haider im „Naturundleben"-Programm praktisch vormacht.[33] Sie sagt, was wir eigentlich alle wissen sollten: Bewegung, Denken und immer Neues Lernen hält das Gehirn fit bis ins hohe Alter. Sie gibt auch Online-Kurse für körperliche und geistige Fitness. Es macht viel Spaß bei ihr und gerade dieser Faktor ist so wichtig für mehr Lebensfreude.

Durch die Kombination aus Bewegung und Denken können sich neue Nervenbahnen im Gehirn bilden – aber das gilt auch für jeden anderen Menschen, wollen wir uns doch bis ins hohe Alter fit und gesund bewegen können.

Auch deine pflegenden Angehörigen profitieren davon. Sie wollen und müssen sich fit halten, denn Krankenpflege kostet sehr viel Energie.

Noch ein anderes Gehirntraining ist vielleicht interessant für dich: versuche es mal mit **Jonglieren**. Beginne am besten an einer Wand mit einem Ball und wirf ihn hoch, um ihn von der einen in die andere Hand zu werfen. An der Wand deshalb, weil die Bälle dann eher in deine Hand zurückfallen und nicht mitten im Raum landen. Es gibt in Sportgeschäften spezielle Bälle dafür.

Anfangs wird es nicht einfach sein. Wenn du es schon einigermaßen sicher schaffst, probierst du es mit zwei Bällen. Einfach hochwerfen und mit der jeweiligen Hand wieder auffangen. Nicht verzagen, es wird lange dauern, bis es endlich funktioniert. Die Krönung wird dann das Spiel mit drei Bällen sein.

---

[33] Christine Haider, Gehirnfitnesstrainerin, Ernährungsberaterin, Botschafterin und Beraterin für nachhaltigen Konsum, www.naturundleben.com

Das ist deine wichtigste Aufgabe: dass du liebevoll mit deinem Körper und deiner Seele umgehst. Versuche dich jeden Tag im Spiegel mehrfach anzulächeln. Mache es so lange, bis du spontan nur noch positiv denken kannst.

Tipps & Tricks

Da nun doch vieles recht neu für dich sein mag, versuche unbedingt, so lange wie möglich kleine Hilfen auszuprobieren. Manche benötigst du für immer bis ans Lebensende. Dein Parkinson wird dich wohl nicht verlassen.

Eines Tages, manchmal sogar sehr früh, kommen **Schluckbeschwerden** hinzu. Das Schlucken ist ein lebenswichtiger motorischer Vorgang. Bedingt durch die Fehlinterpretation des Gehirns kommt es irgendwann zu Problemen.

Die Nerven und Muskeln können nicht mehr richtig gesteuert werden, was dazu führt, dass sich Speichel im Mundraum anstaut und nicht mehr richtig abgeschluckt werden kann.

Anfangs schluckt der Mensch willentlich, danach läuft aber alles unbewusst in Sekundenschnelle ab. Ein regelmäßiges Training kann dir helfen, d.h. du nutzt den Wecker auf dem Smartphone, um in einem bestimmten Intervall das Schlucken bewusst einzuleiten, egal ob du etwas isst oder nicht. Anfangs hilft auch das Kaugummikauen oder das Lutschen von Salbeibonbons.

Auch das **Atmen** bzw. Ausatmen wird im Laufe der Krankheit schwieriger. Dazu gibt es im Internet Hilfen, wie vorne weiter beschrieben. Atemtraining ist wichtig. Versuche es möglichst gleich zu Anfang, damit du einen richtigen Rhythmus erlernen kannst. Er wird dir helfen, wenn die Krankheit fortschreitet.

Gib dir Mühe, solange es geht, alles selbstständig machen zu können. Selbstwirksamkeit ist wichtig für dein Ego. **Knöpfe zu schließen**, wird dir irgendwann nicht mehr gelingen. Probiere es, solange du es schaffen kannst. **Schnürsenkel** wirst du später mit Klettverschluss tauschen, aber probiere es, solange es eben geht.

Wenn es dir schwerfällt, deine **Strümpfe anzuziehen**, gibt es bei speziellen Firmen auch dazu passend entsprechende Hilfen, ebenfalls eine Hilfe zum Jacken anziehen.

Trainiere bitte unbedingt auch die **Feinmotorik der Hände**. Ich hatte schon auf das Häkeln und Stricken hingewiesen. Versuche es mal mit dem Formen von Knetgummi. In Bastelläden findest du bestimmt noch andere Dinge, die dir helfen können, mit der Feinmotorik besser fertig zu werden.

Das hilft nicht nur beim Strümpfe anziehen, sondern auch, um einen **Bleistift** zu **halten** und zu schreiben. Wenn es mit dem Schreiben nicht mehr gut leserlich geht, versuche es in großen Druckbuchstaben, das wird dir vermutlich leichter fallen. So hat es auch John Pepper gemacht. Die Freude, wenn das Geschriebene noch leserlich ist, ist kaum zu beschreiben. Das macht dich stolz und glücklich!

Da **die Blase** irgendwann nicht mehr funktionieren wird, fange bitte möglichst frühzeitig mit **Beckenbodenübungen** an. Vielleicht ist der Gedanke für dich neu. Barbara Scharrer[34] hat schon eine große Community aufgebaut, offenbar hat die normale Physiotherapie hier ihre Grenzen – doch Barbara hilft weiter, auch den Männern.

---

[34] Barbara Scharrer, Expertin für chronische Rückenschmerzen, Mindset & Embodyment, www.barbarascharrer.de

Später wirst du es dir danken, wenn du diese Übungen für dich in deinen täglichen Therapieplan eingebaut hast. Ein starker Beckenboden ist sehr wichtig, damit du erst viel später zu Einlagen und Windeln greifen musst.

Je nach Befindlichkeit der inneren Muskeln im Nacken oder Halsbereich kann es sein, dass du den Kopf nicht mehr richtig nach hinten legen kannst, z.B. um **Kaffee oder Tee zu trinken** und ein Glas Wein oder Bier.

Es gibt Tassen, die auf der Seite gegenüber dem Mund einen Ausschnitt für die Nase haben, damit man den Kopf nicht so weit nach hinten biegen muss.

Es gibt auch **Besteck** mit dicken Griffen, falls du die eigenen Messer, Gabeln oder Löffel nicht mehr halten kannst. Nutze am besten Teller mit hohem Rand, um alles besser mit dem Löffel zu bewegen.

Da es bei Parkinson irgendwann zu **Sprachschwierigkeiten** kommt und die Stimme zu monoton und leise wird, was sich für Angehörige als Nuscheln darstellt, solltest du schon früh mit Sprechübungen beginnen.

Hier ist eine kleine Muster-Hilfestellung für die tägliche Übung aus dem Programm von Gabi Boborowski.[35] Sprich die folgenden Laute dir laut vor:

---

[35] Die Präventationspraktikerin Gabi Boborowski hat sich in ihrem Program Gesundheit 2.0 ganz der Prävention verschrieben, www.gesundheit20.com

1. Einzelne Buchstaben, langsam: I, E, A, O, U

2. Dieses Mal zusammenhängend: I–E–A–O–U

3. Erst leicht, dann immer stärker werdend: mmMM**MM**

4. Dieselben Buchstaben mit Klopfen auf der Brust!

5. Worte mit rollendem R nacheinander sprechen: *Reis, Reisen, Reiter, Roller, Rücken, Rettich, Wirsing, Irrsinn, wirr, Narr, verworren, Verirren*

All diese Übungen helfen dir dabei, das **Lautsprechen** so weit es geht zu erhalten. Vielleicht hast du Lust zum Singen? Das hilft auch auf jeden Fall.

Mein Mann und ich haben, um sowohl den Geist als auch die Stimme zu erhalten, gerne gemeinsam gesungen. Da er eine ausgebildete Singstimme hatte, griffen wir zu seinen Lieblingsnoten mit den Liedern von Schubert.

Um es ihm zu erleichtern, spielte ich auf dem Klavier nur die Singstimme, allein deshalb, um ihn nicht mit den Zusatznoten zu irritieren, da sein Geist nicht mehr komplett war. Anfangs fiel es ihm nicht so leicht, weil er lange Zeit nicht gesungen hatte. An manchen Tagen schafften wir immerhin vier Lieder.

Zusammenfassung

Dieses sind die wichtigsten Punkte vom zweiten Teil dieses Buches:

Entgiftung, gesunde Ernährung und Reduktion von Stress: Nach Entgiftung des Körpers spielt eine pflanzenbasierte vitalstoffreiche Ernährung wie die Mittelmeerkost eine basale Rolle. Essenzielle Nährstoffe wie Omega-3-Fettsäuren und Vitalstoffe werden beachtet. Das Stressniveau wird gesenkt, alte Gewohnheiten überdacht und gegen neue Aufgaben und anregende Hobbys getauscht.

Heilung durch meditative Techniken: Meditation in verschiedenen Formen und bewusstes Atmen können helfen, die Krankheit physisch und mental besser zu bewältigen und die Lebensfreude zu steigern.

Bewegung und mentale Gesundheit: Regelmäßige Bewegung und kognitive Übungen sind essenziell, um die Symptome von Parkinson zu verlangsamen und die Gehirnfunktion zu unterstützen. Methoden wie das gezielte Gehen, regelmäßiges Ausdauer- und Krafttraining sowie gemeinschaftliches Spielen verbinden Leistung und Lebensfreude.

Anhang

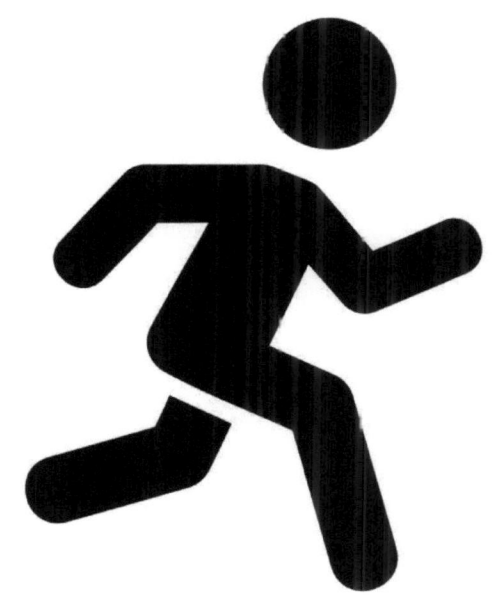

Die einzige Krankheit, die Sie haben,
ist Ihre Unfähigkeit zu sehen,
dass Sie die Kraft haben,
sich selbst zu heilen.

(Ralph Smart)

Ausklang

Wenn Du bis hier gelesen hast: herzlichen Glückwunsch!

Du weißt jetzt, wie wichtig Prävention ist – denn wer in den neurodegenerativen Erkrankungen Parkinson, Alzheimer und Demenz einen kritischen Punkt überschritten hat, sitzt in der Falle und hat seine Chance schon vertan.

Falls du diese Seite hier jetzt zuerst liest, dann möchte ich dir Folgendes ans Herz legen: Du bist der Schöpfer deines glücklichen oder unglücklichen Lebens – auch oder gerade mit Parkinson. Sei dir dessen bewusst und nutze jede Gelegenheit, dein Leben selbst in die Hand zu nehmen – setze auf Eigenverantwortung! Dieses Buch könnte für dich dazu eine wertvolle Hilfe sein. Meine Empfehlungen beruhen teils auf selbst erlebten Angeboten und teils auf Erfahrungen anderer Menschen. Lies das Buch von vorne!

Vor allem auch dir als Gefährtin, Partner oder Freund eines „Parkys" möchte ich das Buch ans Herz legen, damit du die Krankheit besser verstehst und angemessen helfen kannst. Außerdem sind Gehirn- und Körpertraining sowie eine gesunde Ernährung jedem Menschen zu empfehlen, um sich fit zu halten, denn Parkinson kann jeden treffen!

Wenn ich dir irgendwie helfen kann, bin ich gerne für dich da und höre mir deine Geschichte an. Bitte vereinbare doch einen Termin über den Link auf meiner Website www.gisahabitz.de.

Springe, im Januar 2025

Gisa Habitz

gisa@habitz.de

Danksagung

Hiermit bedanke ich mich besonders bei meinem Sohn Gunnar, der dieses Projekt mit angeschoben und fortlaufend betreut hat.

Mir zur Seite standen viele meiner Freunde, besonders aber Gabi Boborowski, Angela Elis, Christine Haider, Silke van Beuningen und Barbara Scharrer.

Schließlich bedanke ich mich bei meinem Jugendfreund Wolfram Eckloff, der das Manuskript kritisch gelesen und einige fruchtbare Ideen eingebracht hat; außerdem danke ich seiner Frau Dorothea, die alle Fehler korrigiert hat. Sollte dennoch hier und da ein kleiner Fehler verborgen geblieben sein, so möge dies das Hirntraining des Lesers fördern.

Weiterführende Literatur

Batmanghelidj, F.: „Sie sind nicht krank, Sie sind durstig! Heilung von innen – mit Wasser und Salz", VAK Verlag 2013.

Bruer, Manfred: „Alt werden – gesund bleiben", Eigenverlag 2011.

Dahlke, Rüdiger, Rita Fasel: „Die Spuren der Seele. Was Hand, Fuß und Augen über uns verraten", GU Verlag 2016.

Enders, Giulia: „Darm mit Charme", Ullstein 2014.

Fife, Bruce: „Die Heilkraft der Kokosnuss", Kopp Verlag 2014.

Fife, Bruce: „Alzheimer jetzt stoppen", Kopp Verlag 2020.

Hendel, Barbara, Peter Ferreira: „Wasser & Salz. Urquell des Lebens. Über die heilenden Kräfte der Natur", Ina Verlag 2001.

Jansenberger, Harald, Johanna Mairhofer: „Hausaufgaben für Patienten mit Parkinson. Übungen und Hilfestellungen für Betroffene und Angehörige", Hofmann-Verlag 2021.

Kirschner, Josef: „Hilf dir selbst, sonst hilft dir keiner", Droemer Knaur 1980.

Kopf, Robert: „Parkinson, Behandlung mit Homöopathie, Heilpflanzen und Schüsslersalzen", Eigenverlag 2020.

Mosetter, Kurt, Anne Cavelius: „Zuckerkrankheit Alzheimer – Warum Zucker dement macht und was gegen das Vergessen hilft", Riemann Verlag 2016.

Mutter, Joachim: „5G – Die geheime Gefahr", GU Verlag 2020.

Nehls, Michael: „Alzheimer ist heilbar", Heyne 2015.

Nehls, Michael: „Das erschöpfte Gehirn", Heyne 2022.

Poggel, Manfred: „Parkinson & Co ganzheitlich begegnen", S.E.M.-Verlag 2019.

Schultz-Friese, Walter, Norbert Messing: „Geistig jung bleiben bis ins hohe Alter", Verlag Ganzheitliche Gesundheit 2004.

Spiller, Wolfgang: „Macht Kuhmilch krank?", Waldthausen Verlag 1995.

Tolle, Eckhart: „Jetzt! Die Kraft der Gegenwart", Arkana 2010.

Voelpel, Sven: „Die Jungbrunnenformel", Rowohlt 2020.

Wilkens, Johannes, Annette Kerckhoff: „Parkinson: Selbsthilfe und Komplementärmedizin", KVC Verlag 2017.

Über die Autorin

Gisa Habitz, geboren in Oldenburg bei Bremen, hat sich zeitlebens auch beruflich für gesunde Ernährung und die Weitergabe ihres Wissens eingesetzt. Über 40 Jahre führte sie mit ihrem Mann ein Unternehmen mit thermoplastischer Kunststoffverarbeitung.

Nach dem Tod Ihres Mannes, der seine letzten zehn Jahre an Parkinson erkrankt war, hat sie Ihr Wissen über diese Krankheit wesentlich erweitert, um auch andere Menschen zu motivieren und inspirieren, präventiv ihr Leben zu gestalten, denn Parkinson geht jeden an. Leider sind mittlerweile auch jüngere Menschen betroffen.

Gisa Habitz ist zusätzlich zertifizierte Darmexpertin (nach Dr. Selz), um noch mehr Menschen auf dem Weg zu ihrer Gesundheit begleiten zu können.

Privat ist sie, wie auch ihr Mann, begeisterte Opernfreundin. Sie ist Mitglied der „Parforcehorn-Bläsergruppe Nordheide", die sich auf Alte Hornmusik spezialisiert hat.

Raum für eigene Notizen